Sabine Kollmuß

Happy Bandschis® – Rückenfreundliches Verhalten im Alltag – ein Kinderspiel

Sabine Kollmuß

Happy Bandschis® – Rückenfreundliches Verhalten im Alltag – ein Kinderspiel

Die „andere" Rückenschule für Kinder, ein Buch für Eltern und Erzieher

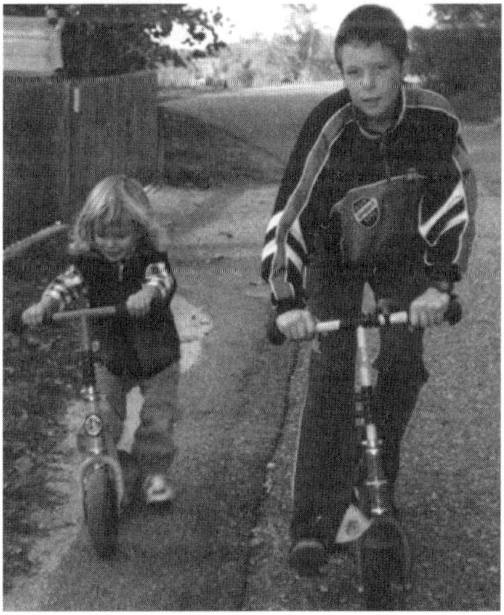

Pflaum

Die Autorin

Seit 1991 arbeitet **Sabine Kollmuß** als Physiotherapeutin im Bereich Prävention und als selbstständige Physiotherapeutin. In dieser Zeit entwickelte und veröffentlichte sie ein eigenes Konzept zur Haltungs- und Bewegungsförderung von Vorschul- und Grundschulkindern, das hauptsächlich in Kindergärten und Schulen eingesetzt wird. Ihre Ausbildung als Physiotherapeutin und Sportlehrerin im freien Beruf ergänzte sie durch das Studium der Medizinpädagogik (1993–1998) an der Humboldt Universität zu Berlin. Darüber hinaus arbeitet sie seit Jahren in der Fortbildung zum Thema Prävention von Bewegungs- und Haltungsauffälligkeiten bei Kindern. Aufgrund der langen Erfahrung in der therapeutischen Arbeit, der Arbeit mit Kindern in der Prävention, der Arbeit in der Lehre und nicht zuletzt der gesammelten Erfahrungen als Mutter dreier Söhne, reifte das Vorhaben zu einem Elternratgeber.

Heidi Haubner, die Illustratorin dieses Buches und Mutter von zwei Söhnen, studierte an der Fachschule für Mode und Bekleidung in Naila Bekleidungsdesign. Sie arbeitete für verschiedene Modefirmen und ist seit 1992 als freiberufliche Stylistin für Bade- und Dessousmoden tätig. Sie entwickelte zum Teil Grafiken, die Astrid Maden (†) für das Buch „Rückenschule für Kinder – ein Kinderspiel" entworfen hatte, weiter und bereicherte das Buch durch viele neue Zeichnungen.

Impressum

Bitte beachten Sie: Die medizinische Entwicklung schreitet permanent fort. Neue Erkenntnisse, was Medikation und Behandlung angeht, sind die Folge. Autoren und Verlag haben größte Mühe walten lassen, um alle Angaben dem Wissensstand zum Zeitpunkt der Veröffentlichung anzupassen. Dennoch ist der Leser aufgefordert, Dosierungen und Kontraindikationen aller verwendeten Präparate und medizinischen Behandlungsverfahren anhand etwaiger Beipackzettel und Bedienungsanleitungen eigenverantwortlich zu prüfen, um eventuelle Abweichungen festzustellen.

Bibliografische Information Der Deutschen Bibliothek
Die Deutsche Bibliothek verzeichnet diese Publikation in der Deutschen Nationalbibliografie; detaillierte bibliografische Daten sind im Internet über http://dnb.ddb.de abrufbar.

ISBN 3-7905-0909-4

Satz: Elisabeth Schimmer, Ergoldsbach
Druck und Bindung: LegoPrint, Trento

Informationen über unser aktuelles Buchprogramm finden Sie im Internet unter:
http://www.pflaum.de

Inhalt

Danksagung

Mein besonderer Dank gilt der Herausgeberin der Fachbuchreihe Pflaum Physiotherapie Frau Ingeborg Liebenstund für ihre konstruktive redaktionelle Beratung und Begleitung auch bei diesem Ratgeber. Ebenso möchte ich mich an dieser Stelle bei allen Kindern, Eltern und Kollegen für ihre Ideen und Anregungen bedanken. Meine Kinder Aris, Alexandros und Achilleas haben mich vielfältig unterstützt und auch müde ertragen.

Sabine Kollmuß

1 Einleitung

1.1 Welche Ziele hat dieses Buch?

Zur Förderung der Haltungs- und Bewegungsentwicklung von Kindern gibt es bereits einige Bücher. Ein Teil davon wendet sich an Fachleute wie Physiotherapeuten, Erzieher und Lehrer. Andere Werke stellen Übungen und Spiele vor, die Eltern im häuslichen Umfeld zur Förderung Ihres Kindes durchführen können.

Integration der Förderelemente in den Alltag

Ziel dieses Buches ist es, Eltern ein ganzheitliches Konzept zur Förderung ihres Kindes an die Hand zu geben. Im Vordergrund steht die problemlose Integration der Förderelemente in den Alltag des Kindes und der Familie. Von einem stressfördernden Übungsprogramm wird dabei Abstand genommen. Kindgerechte und spielerische Wege werden vorgestellt, die den Alltag des Kindes und auch den der Eltern rückenfreundlich, bewusst und bewegungsreich gestalten.

Dieses Förderkonzept bietet Ihnen

- den theoretischen Hintergrund
- eine themenspezifische Geschichte als Einstiegshilfe für Ihr Kind
- praktische Bewegungsanleitungen für ein rückenfreundliches Sitzverhalten von Eltern und Kindern

- Wissenswertes zur Gestaltung des Arbeitsplatzes Ihres Kindes
- viele Anregungen und Umsetzungshilfen für einen bewegungsreichen Alltag.

D.h. dieser Ratgeber stellt schwerpunktmäßig Ansätze zur Prävention vor, die Sie gut zu Hause anwenden können.

Mit alltagsnahen und kindorientierten Elementen hoffe ich, Ihnen umsetzbare Fördermöglichkeiten an die Hand zu geben. So können Sie Ihr Kind bei einer kontinuierlichen, kindgerechten und stressfreien Durchführung langanhaltend, intensiv und damit erfolgreich in seiner Entwicklung unterstützen.

Spaß und Freude bei der Durchführung

Die Durchführung soll Ihnen und Ihrem Kind Spaß und Freude bereiten und einen positiven gemeinsamen Weg darstellen. Bei der Auswahl der Förderelemente orientieren Sie sich an den Fähigkeiten und Besonderheiten Ihres Kindes und der Familie.

Dieser Elternratgeber ist für alle Kinder und Eltern geeignet, aber auch für Erzieher/innen und Lehrer/innen. Er kann sowohl therapiebegleitend bei Haltungs- und Bewegungsauffälligkeiten eingesetzt werden, als auch bei gesunden Kindern der Ausbildung von Störungen vorbeugen.

Ergänzend zum vorliegenden Elternratgeber existiert ein Förderkonzept für Vorschul- und Grundschulkinder zur speziellen Haltungs- und Bewegungsförderung im Kindergarten und in der Grundschule mit dem Titel „Rückenschule für Kinder – ein Kinderspiel“ (Kollmuß, 2001). Das Konzept wird im Kapitel 5 vorgestellt.

1.2 Wie ist dieses Buch aufgebaut?

Hier wird ein ganzheitliches Konzept der Gesundheitserziehung vorgestellt. Ganzheitlich in dem Sinn, dass es die drei Bereiche des Denkens, Fühlens und Handelns zugleich einbezieht. Dies bedeutet:

- ▷ Wissen und Kenntnisse über Anatomie und Physiologie der Wirbelsäule und der Bewegungs- und Haltungsentwicklung werden vermittelt.

- ▷ Kinder und Erwachsenen sind gefordert, sich aktiv zu beteiligen. Sie erleben und fühlen in der Theorie und Praxis vermittelte Inhalte am eigenen Körper.

- ▷ Eltern und Kinder bekommen Anleitung und Hilfestellung zur Reflexion des eigenen Verhaltens, um ihre Einstellung und ihr Verhalten aktiv ändern zu können.

Hilfen zur Umsetzung der Präventionsmaßnahmen

Um die verschiedenen Elemente des Konzeptes richtig anwenden zu können, wird genau dargestellt, wie mit den einzelnen Teilen umgegangen werden soll.

Die folgenden drei Komplexe werden nachfolgend behandelt:
- ▷ der theoretische Hintergrund
- ▷ die „Geschichte der Bandschis®“
- ▷ die praktische Umsetzung der Präventionselemente im täglichen Leben.

Die „Geschichte der Bandschis®“ verknüpft die drei Teile miteinander und ist gleichzeitig der Schlüsselpunkt des Präventionskonzepts.

Der theoretische Hintergrund

Im ersten Kapitel wird erläutert, warum heute die Förderung der Bewegungs- und Haltungsentwicklung der Kinder besonders notwendig ist. Ebenso finden Sie hier wichtige Grundlagen zur Bewegungs- und Haltungsentwicklung bei Kindern. Diese theoretischen Kenntnisse helfen Ihnen, ein Verständnis dafür zu entwickeln, wodurch Störungen der Bewegungs- und Haltungsentwicklung entstehen können. Das Wissen darüber erleichtert Ihnen die Umsetzung der praktischen Elemente.

Die „Geschichte der Bandschis®"

Die „Geschichte der Bandschis" sollte zu Beginn im Vordergrund stehen. Es ist empfehlenswert, den Einstieg bei den Kindern über diese Geschichte zu wählen und sich mit diesen kleinen Wesen, die Bestandteil des eigenen Körpers sind, auseinander zu setzen.

Die Bandschis dienen Ihrem Kind als Vorstellungshilfe, sich für alles rund um die Wirbelsäule, die Bewegung und das Sitzen zu interessieren. Damit finden die Kinder einen bildlichen Zugang zum abstrakten Thema. Mit der „Geschichte der Bandschis" lernen die Kinder unmittelbar ihre eigenen Bandscheiben als „Bandschis" kennen, und sie erfahren etwas von ihren Freuden und Leiden.

Interesse wecken mit den Bandschis®

Die Bandschis verraten ihnen, wann und warum sie am glücklichsten sind. Die Wirkung der Geschichte kann gesteigert werden, wenn sie nicht nur vorgelesen wird, sondern im Alltag eine Auseinandersetzung mit den Inhalten der Geschichte erfolgt. Bringen Sie die Bandschis im alltäglichen Leben in Erinnerung, indem Sie sich bewusst über sie unterhalten! Fragen Sie Ihr Kind nach der Befindlichkeit seiner Bandschis! „Was haben denn deine Bandschis heute schon alles erlebt?" Berichten Sie von Ihren Bandschis, erfinden Sie gemeinsam Erlebnisse der Bandschis und lassen Sie so langsam die Gedanken um das Wohlergehen der Bandschis zu einem Teil Ihres Alltags werden.

Die praktische Umsetzung der Präventionselemente im täglichen Leben

Ausgehend von der Erkenntnis, dass sich bestimmte Lebensgewohnheiten ungünstig auf die Haltungs- und Bewegungsentwicklung auswirken, sollen hier Wege aufgezeigt werden, diese Schritt für Schritt positiv für Ihr Kind zu verändern. Die sitzende Körperhaltung ist unumgänglich in unserer modernen Welt. Daher sollten Sie sich ausführlich mit der bandschifreundlichen Gestaltung der „Sitzzeiten" befassen. Dazu erfahren Sie etwas über Sitzalternativen und Hilfsmittel um den Schreibtisch. Darüber hinaus möchte ich Sie dazu anregen, allgemein mehr Bewegung in Ihren Alltag zu bringen.
Es empfiehlt sich, vor der praktischen Umsetzung das gesamte Kapitel durchzulesen.

Beginnen Sie mit kleinen Veränderungen im Alltag

Nachdem Abläufe im Alltag schwer zu beeinflussen sind, ist es günstig, mit kleinen Änderungen zu beginnen. Durchforsten Sie gedanklich Ihren Alltag und entscheiden Sie sich vorerst für eine Veränderung. So können Sie Wegstrecken zum Sport- oder Musikunterricht, zu Spielkameraden statt mit dem Auto zu Fuß oder mit dem Rad zurücklegen. Sprechen Sie die geplante Änderung in der Familie in einer entspannten Situation durch. Bedienen Sie sich immer wieder der „Geschichte der Bandschis®", um Ihrem Kind den Sinn der Änderung nahe zu bringen. Um nicht wieder schnell in den Alltagstrott zu verfallen, können Sie ein Symbol, das Sie mit Ihrem Kind gemeinsam aussuchen bzw. gestalten, festlegen. Platzieren Sie dieses Symbol so in Ihrem Lebensraum, dass sowohl Sie als auch Ihr Kind immer wieder rechtzeitig erinnert werden, z.B. ein Bild mit einem Rad fahrenden Bandschi® wird neben die Garderobe geklebt. Planen Sie Ihren Tagesablauf so, dass Sie Ihre Ziele stressfrei erreichen.

Beim Erlernen der bandschifreundlichen Körperhaltungen im Sitzen ist es ebenso ratsam, langsam vorzugehen. Probieren Sie als anleitender Erwachsener die einzelnen Lernschritte zu den Sitzhaltungen vorher aus. Bevor Sie die Schreibhaltung (s. Kapitel 4.1.2) und die „so genannte Zuhörerhaltung“ (s. Kapitel 4.1.3) erlernen, ist es sinnvoll, die aktive Sitzhaltung (s. Kapitel 4.1.1) zu beherrschen, da aus ihr die Schreibhaltung und die so genannte Zuhörerhaltung entwickelt werden. Sie benutzen hierzu die „Bewegungsanleitung für Erwachsene“.

Probieren Sie alle Bewegungen zuerst selbst aus

Lesen Sie sich danach die „Bewegungsanleitung für Kinder“ durch und probieren Sie aus, ob Sie selbst die Bewegungsanleitung umsetzen können. Wenn Sie selber eine klare Vorstellung von der gewünschten Bewegung haben, können Sie sie Ihrem Kind effektiv und eindeutig vermitteln. Fordern Sie die Geduld Ihres Kindes nicht unnötig heraus.
Die Bewegungsanleitungen für Eltern und Kinder sind besonders gekennzeichnet *(Abb. 1.1 und 1.2)*.

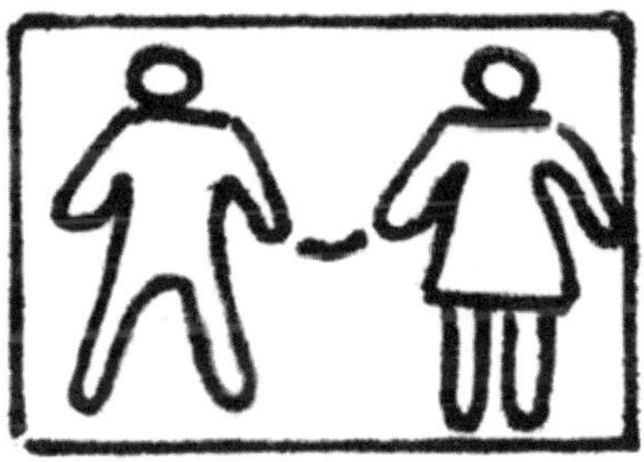

Abb. 1.1
Symbol der Bewegungsanleitung für Eltern

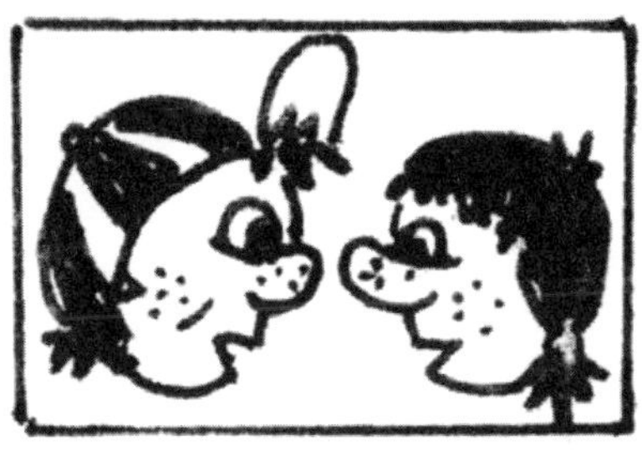

Abb. 1.2
Symbol der Bewegungsanleitung für Kinder

Nach dieser kleinen Vorbereitung können Sie gemeinsam mit Ihrem Kind die bandschifreundliche Sitzhaltung ausprobieren. Überfordern Sie Ihr Kind nicht und zeigen Sie ihm deswegen immer nur eine neue Sitzhaltung. Besprechen Sie, in welchen Situationen es die Sitzhaltungen anwenden soll. Auch hier ist der Einsatz von Symbolen zu empfehlen. Die Bandschis® machen immer wieder auf sich aufmerksam, z.B. indem ein passender Aufkleber am Stuhl und Schreibtisch angebracht wird.

Vergessen Sie nicht:

Ihre innere Überzeugung von dem geplanten Vorhaben und Ihr eigenes Bemühen, Ihr Verhalten zu verändern, hilft Ihrem Kind entscheidend, langsam aber konsequent sein Leben bewegter und bandschifreundlicher zu gestalten!

2 Warum Prävention im Kindesalter?

Mit dieser wichtigen Frage möchte ich Sie einladen, sich die Zeit zu nehmen, den Alltag Ihres Kindes mit einer besonderen Brille zu betrachten. Diese Brille macht Sie für den Bewegungsalltag Ihres Kindes hellhörig und hellsichtig!

Können Sie sich unter dem Begriff „Sitzprotokoll" etwas vorstellen? Nehmen Sie sich bitte ein Stück Papier und einen Stift zur Hand.

Protokoll über die tägliche Sitzdauer Ihres Kindes

Im Sitzprotokoll werden die persönlichen Sitzzeiten Ihres Kindes über einen bestimmten Zeitraum protokolliert. Machen Sie sich die Mühe und tragen täglich, eine Woche lang, alle „Sitzzeiten" und die dazugehörigen Situationen in die Tabelle ein. Ein Beispiel finden Sie in *Abb. 2.1.*

Bevor wir beginnen, überlegen Sie sich bitte Folgendes:
Wie viel Zeit verbringt nach Ihrer Einschätzung ein Schulkind in der 2. Klasse täglich in sitzender Position? Bitte notieren Sie die geschätzte Zahl.

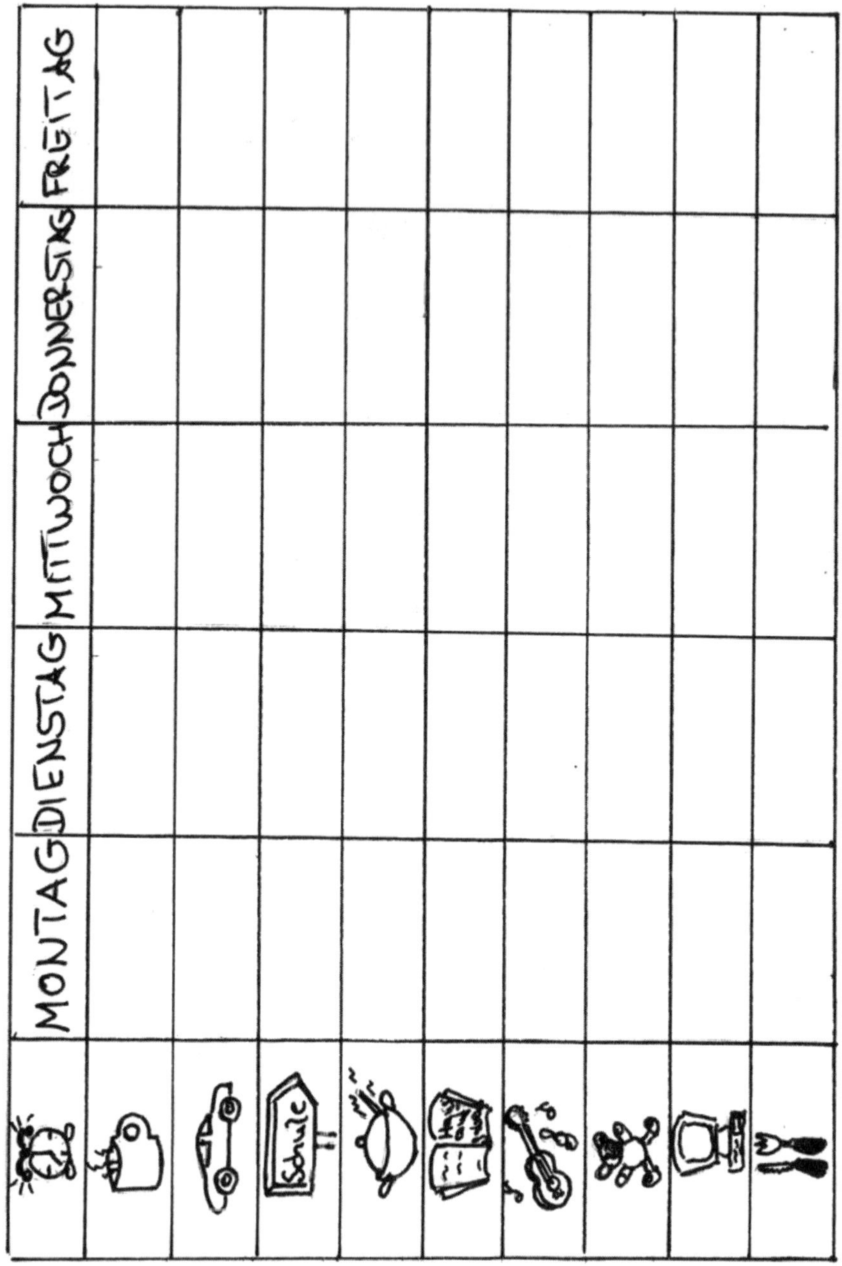

Abb. 2.1 Skizze eines Sitzprotokolls

Anhand eines Beispiels möchte ich Ihnen das Vorgehen verdeutlichen *(Abb. 2.2)*:

- Der achtjährige Leon geht in die zweite Klasse. Leon steht morgens um 7.00 Uhr auf, wäscht sich und zieht sich an. Das Frühstück nimmt er sitzend zu sich und braucht dafür ca. 15 Minuten. *Nun tragen wir die Zeitdauer des Frühstücks in die Tabelle ein.*

- Leon macht sich fertig und wird von seinem Vater mit dem Auto in die Schule gebracht. Er sitzt auf dem Weg zur Schule 10 Minuten im Auto. *10 Minuten Schulweg werden in die Tabelle eingetragen.*

Tabelleneinträge in Abb. 2.2

- Der Stundenplan sieht fünf Schulstunden vor, die die Kinder überwiegend sitzend verbringen *(Tabelleneintrag: 3,45 Stunden Schulzeit).*

- Den Heimweg legt Leon zu Fuß zurück. Zu Hause angekommen wird sitzend das Mittagessen eingenommen *(Tabelleneintrag: 15 Minuten Mittagessen).*

- Nach einer Erholungszeit macht sich Leon an die Hausaufgaben *(Tabelleneintrag: 45 Minuten Hausaufgaben).*

- Leon spielt Gitarre, er übt täglich 30 Minuten *(Tabelleneintrag: 30 Minuten Gitarre üben).*

- Anschließend tobt sich Leon mit seinem Freund im Garten aus. Die beiden spielen nach dem Toben eine Stunde mit Legosteinen in Leos Zimmer *(Tabelleneintrag: 60 Minuten Lego spielen).*

- Zum Abschluss des Tages isst Leon mit seiner Familie gemütlich zu Abend, und die Familienmitglieder erzählen sich die Erlebnisse des Tages *(Tabelleneintrag: 30 Minuten Abendessen).*

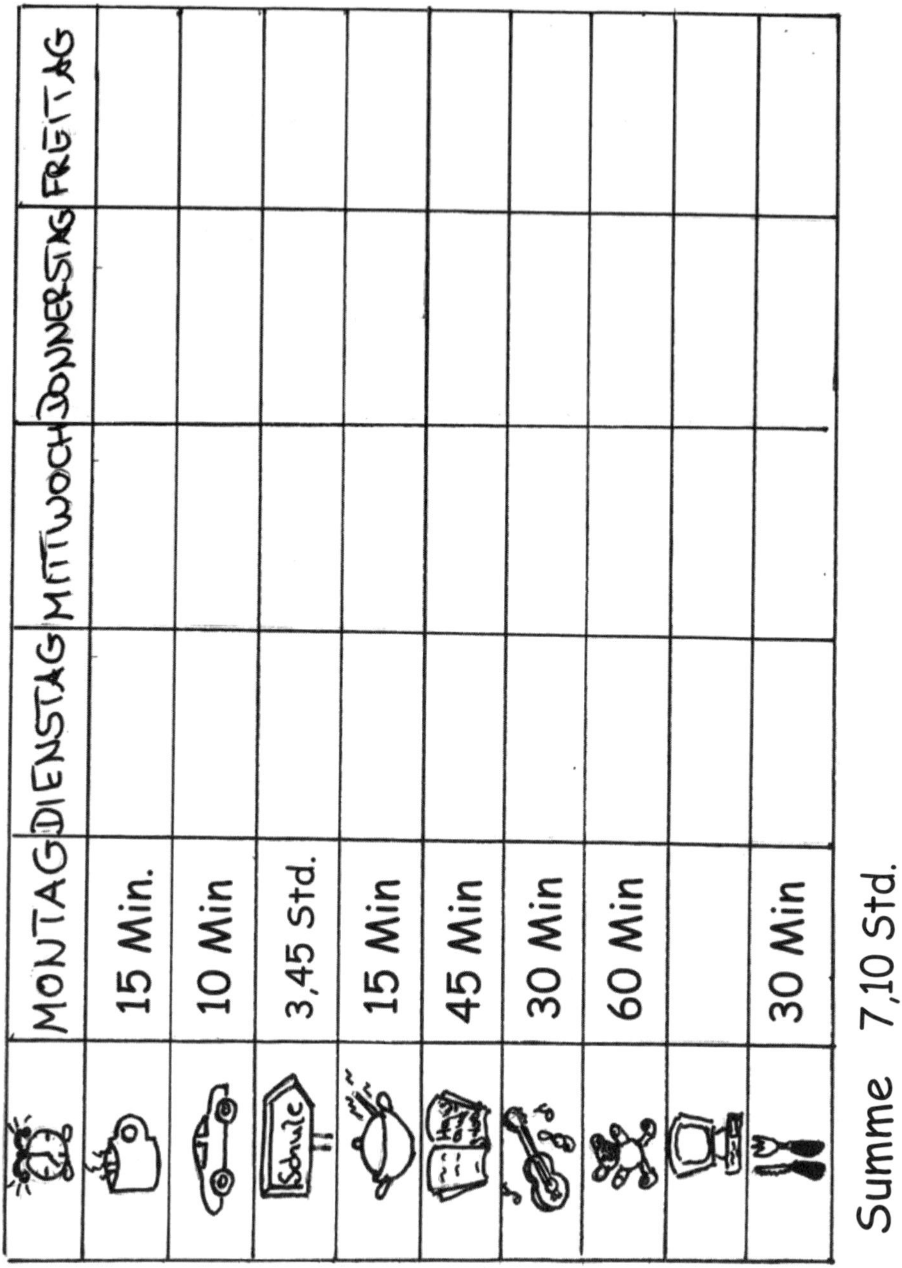

Abb. 2.2 Sitzprotokoll mit eingetragenen Sitzzeiten

An dieser Stelle schließen wir das Sitzprotokoll ab und addieren die Sitzzeiten von Leon. Die Summe der sitzenden Beschäftigung eines einzigen Tages von Leon beträgt sieben Stunden und 10 Minuten. Für die Wochensitzzeit multipliziere ich die 7,10 Stunden mit den fünf Schultagen und erhalte eine Summe von 35,50 Stunden sitzender Beschäftigung. Das Wochenende wird bewusst nicht mitgerechnet in der Annahme, dass diese Tage mit deutlich weniger Sitzen verbracht werden.

Kinder bringen „Sitzhochleistung"

Werfen Sie bitte noch mal einen Blick auf die Zahl, die Sie sich zu Beginn notiert haben. Wie hoch hatten Sie die tägliche Sitzzeit eines achtjährigen Kindes eingeschätzt?

Betrachten Sie bitte erneut das Sitzprotokoll (s. Abb. 2.2) von Leon. Vielleicht vermissen Sie etwas? Eine Stunde, die mit Fernsehen oder anderen elektronischen Spielzeugen wie Computer, Gameboy, Playstation passiv konsumierend und sitzend zugebracht wird (Abb. 2.3)?

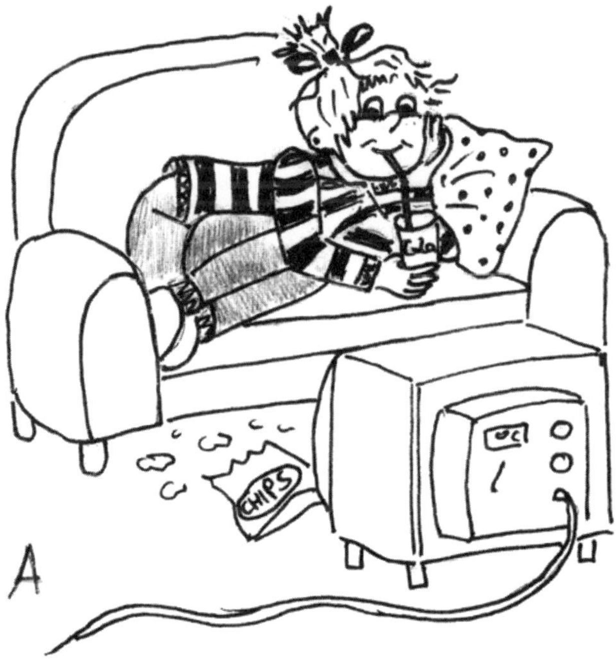

Abb. 2.3
Fernsehen, eine beliebte Freizeitbeschäftigung bei Kindern!

In diesem exemplarischen Sitzprotokoll wurde ganz bewusst darauf verzichtet. Neueste Untersuchungen zeigen jedoch, dass der Konsum von elektronischen Medien und Fernsehen bei Kindern erschreckend zugenommen hat *(Tab. 2.1)*.

Tabelle 2.1 Durchschnittliche tägliche Fernsehzeiten von Kindern (Kleine, 1997)

Erhebungszeiträume	Alterspannen	Sehzeiten
1988	7–9 Lebensjahre	81 Min
1990	6–13 Lebensjahre	93 Min
1991	6–13 Lebensjahre	93 Min
1992	6–13 Lebensjahre	97 Min
1993	6–13 Lebensjahre	99 Min
1994/1995	8–13 Lebensjahre	109 Min

Somit wächst die tägliche Sitzzeit je nach Fernsehkonsum auf über acht Stunden an.

Die nächtlichen Ruhe- und Schlafzeiten der achtjährigen Kinder betragen in der Regel ca. 11 Stunden (Bettgehzeit ca. 20.00 Uhr, Aufwachzeit ca. 7.00 Uhr). Somit verbringen die Kinder 13 Stunden tagsüber mit verschiedenen Aktivitäten. Von den 13 Stunden des „Wachseins“ werden acht Stunden im Sitzen mit wenig oder gar keiner Bewegung zugebracht. Und was wird daraus?

Viel Sitzen und wenig Bewegung – fatale Folgen für die Kinder!

Viel Sitzen und der damit entstehende Bewegungsmangel haben fatale Folgen für die Entwicklung der Kinder. Es geht hier nicht nur um sportliche Fähigkeiten, sondern vor allem um das Erleben der ziel- und wertfreien Bewegung. Die Erfahrungen, die Kinder beim Bewegen, Klettern, Schaukeln, Balancieren, Fangen, Laufen, Ballspielen, „Matschen", Verstecken und Springen sammeln können, sind der grundlegende Motor für die Entwicklung in den Bereichen:

- Bewegung
- Spüren
- Orientierung
- menschliches Zusammenleben
- Gefühle
- und letztlich auch für die geistig-seelische Entwicklung *(Abb. 2.4)*.

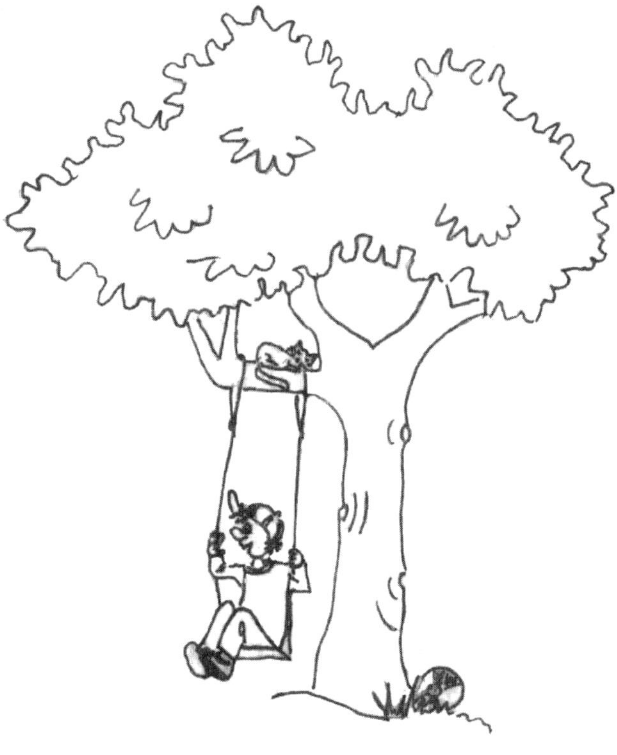

Abb. 2.4
Klettern, Schaukeln, Laufen, Fangen – ziel- und wertfrei bewegen

Rückenschmerzen sind häufiger Anlass für Arztbesuch

Haltungsauffälligkeiten, reduzierte körperliche Leistungsfähigkeit, geringe koordinative Fähigkeiten, Wahrnehmungsprobleme und Übergewicht bei Kindern können Folge dieser bewegungsarmen Lebens- und Verhaltensweisen sein. Häufige Rückenschmerzen im jungen Erwachsenenalter oder auch schon bei Kindern und Jugendlichen sind eine weitere Auswirkung.

Frau Dr. Lorani, Orthopädin an der Universität Aachen, berichtet: „Der orthopädische Alltag der letzten Jahre zeigt, dass Rückenschmerzen bei Kindern und Jugendlichen immer häufiger Anlass für einen Arztbesuch darstellen. Das Durchschnittsalter, in dem erstmals Rückenschmerzen auftreten, verlagert sich immer mehr zu jüngeren Patienten“ (Lorani, 2000).
Chronischer Bewegungsmangel wird vermehrt auch bei Kindern in Verbindung mit den heutigen „Zivilisationskrankheiten“ gebracht. Diese zeigen sich zwar hauptsächlich im Erwachsenenalter, die Gründe können bereits im Kindesalter liegen bzw. verlagern sich in immer jüngere Altersbereiche. Weineck stellt in diesem Zusammenhang den präventiven Wert von Bewegung heraus (Weineck, 1995). Weltweit wächst die Überzeugung, dass die oben beschriebenen Probleme nicht als unausweichliches Schicksal zu betrachten sind.

Ein oft übersehener Aspekt der Bewegung sollte nicht vergessen werden: Ihrem Kind und auch Ihnen bietet Bewegung eine Möglichkeit, überschüssige Energie und angestaute Aggressionen durch körperliche Anstrengung positiv umzuwandeln.

Bewegungsarmut in Schule und Freizeit – langes Sitzen auf nicht passendem Sitzmobiliar: Was gibt es Anstrengenderes für Ihr Kind?

Eltern für den Problemkreis Bewegungsmangel und Sitzbelastung sensibilisieren

Durch vorbeugende Maßnahmen müssen entsprechende Kenntnisse vermittelt und Kinder wie auch Eltern für den Problemkreis „Bewegungsmangel und Sitzbelastung“ sensibilisiert werden, damit die Notwendigkeit zum Handeln erkannt wird. Zur Reduzierung von Haltungsauffälligkeiten bei Kindern können und müssen vorbeugende Maßnahmen im Kindergarten und in der Schule (s. Kap. 5) durchgeführt werden. Im Elternhaus werden sie vorgelebt!

„Unser Gehirn kennt nicht nur Muskeln, sondern auch Bewegungen!“ Machen Sie sich diese entscheidende neurophysiologische Erkenntnis zunutzen! Beginnen Sie mit Ihrem Kind frühzeitig, es für günstige Sitzhaltungen und Bewegungen sensibel zu machen. Sein Gehirn wird die für seinen Bewegungsapparat und für seine Wirbelsäule günstigen Bewegungen und Haltungen speichern.
Prävention muss zu einem Zeitpunkt einsetzen, bevor sich die Haltungsgewohnheiten und das allgemeine Bewegungsverhalten automatisiert und stabilisiert haben.

Der Schuleintritt ist ein wichtiger Zeitpunkt in der Prävention

Der Schuleintritt stellt einen entscheidenden Zeitpunkt für die Entwicklung des Bewegungsapparates und der Körperhaltung dar *(Abb. 2.5)*. Durch die überwiegend sitzende Arbeitsweise in der Schule wird ein Kind von einem Tag auf den anderen mit ungewohnten und hohen Anforderungen an seinen Bewegungsapparat konfrontiert. Somit ist es vorteilhaft, nach Möglichkeit vor Schulbeginn und/oder mit dem Schuleintritt die Stabilisierung des rückenfreundlichen Verhaltens im häuslichen Umfeld und in Kindergarten und Schule spielerisch zu fördern.

Ideal für die Prävention ist die Zusammenarbeit von Kindergarten, Schule und Elternhaus. Durch die Durchführung der „Rückenschule für Kinder – ein Kinderspiel“ im Vorschulalter und in einem der folgenden Grundschuljahre werden die Kinder spielerisch und altersentsprechend für rückenfreundliches Bewegungsverhalten sensibilisiert. So kommen die Kinder in den Genuss von zusätzlichen Bewegungsreizen (s. Kapitel 5).

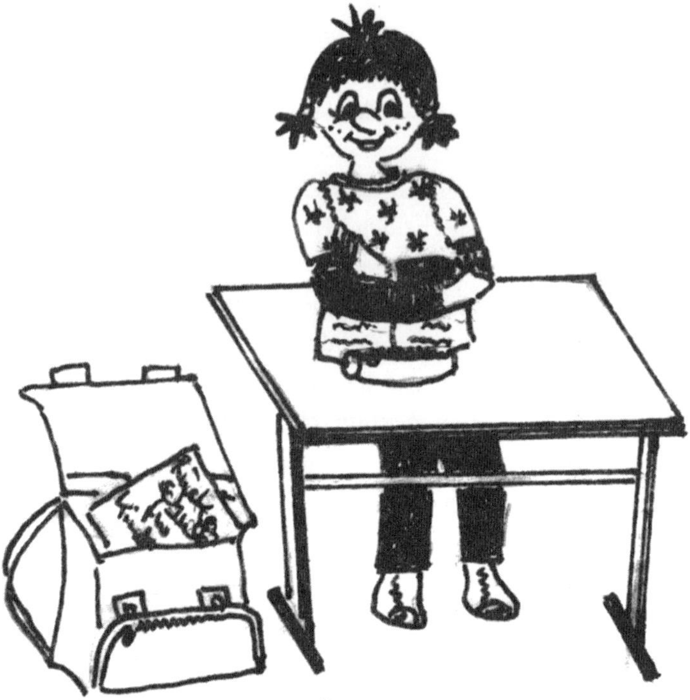

Abb. 2.5
Der Schuleintritt bringt eine überwiegend sitzende Arbeitsweise mit sich

In diesem Ratgeber wollen wir schwerpunktmäßig Ansätze zur Prävention diskutieren, die Sie gut zu Hause anwenden können.

Die präventiven Möglichkeiten zu Hause sind vielseitig:

- optimale Arbeitsplatzgestaltung zu Hause (s. Kapitel 4.2)
- Schaffung von Sitzalternativen (s. Kapitel 4.3 und 4.5)
- Einsatz Hilfsmitteln zum rückenfreundlichen Verhalten (s. Kapitel 4.4)
- einfache Hilfsmittel können auch selbst gebastelt werden (s. Kapitel 4.6)
- eine bewegte und aktive Tages- und Freizeitgestaltung (s. Kapitel 4.7).

Es geht wirklich leicht: Nicht nur Ihrem Kind tun Sie dabei etwas Gutes, Ihre ganze Familie profitiert davon!

Präventive Maßnahmen sind besonders fruchtbar, wenn nicht nur die Kinder selbst einen Kurs besuchen, in dem sie an ihrer Körperhaltung arbeiten, sondern Eltern und Geschwister aktiv einbezogen werden. Das Verhalten unserer Kinder wird entscheidend durch das Eltern- und das Lehrerverhalten geprägt.

Eltern und Lehrer prägen das Verhalten der Kinder

Die zentrale Instanz für Sozialisations- und Lernprägungen für Kinder sind in der Regel die Eltern oder die Lehrer (Steiner, 1980). Dabei ahmen Kinder Bewegungsmuster des alltäglichen Lebens wie z.B. Gehen, Bücken oder Sitzen der Eltern nach. Als genauer Beobachter können Sie solche Gemeinsamkeiten der Bewegungsart bei Kindern und einem dazugehörigem Elternteil immer wieder feststellen. Nicht nur die Ausführung der Bewegung wird von den Kindern kopiert, sondern auch die innere Einstellung und Bedeutung von Bewegung im Leben der Eltern.
Wenn Sie mit Freude regelmäßig kleine Wegstrecken mit dem Fahrrad oder zu Fuß zurücklegen, kommt Ihr Kind sicher nicht auf den Gedanken, immer mit dem Auto fahren zu wollen.

Zusammengefasst kann festgestellt werden:

Sie können die Bewegungsentwicklung und die Einstellung zur Bewegung bei Ihrem Kind vorteilhaft beeinflussen, indem Sie gemeinsam Ihr Leben bewegter und aktiver gestalten!

Vielleicht befinden Sie sich in der erfreulichen Situation, an einem für Ihre persönlichen Bedürfnisse ergonomisch angepassten Arbeitsplatz arbeiten zu können!
Bei Erwachsenen ist es eher üblich, Kenntnisse über ergonomische Sitzmöbelgestaltung und über eine rückenfreundliche Sitzhaltung zu haben. Wie sieht es aber bei Kindern aus *(Abb. 2.6)?*

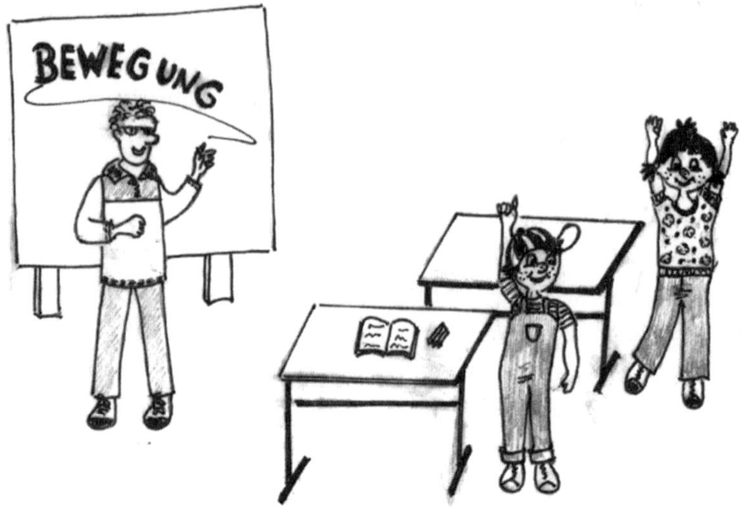

Abb. 2.6
Individuell angepasste Schulmöbel und Bewegungspausen machen es leichter, die aufrechte Körperhaltung beizubehalten

Schul- und Sitzmöbel der Kinder müssen regelmäßig kontrolliert werden

Die Schul- und Sitzmöbel zu Hause werden selten an die sich ständig verändernden Längenverhältnisse der Kinder angepasst. Dabei ist die Sitzdauer eines achtjährigen Kindes von Montag bis Freitag, mit ca. 35 Stunden fast mit der eines voll berufstätigen Erwachsenen zu vergleichen!

Die einzelnen Klassenzimmer werden zwar immer häufiger altersentsprechend ausgestattet, eine individuelle Anpassung findet dennoch selten statt. Meistens bleibt es den Kindern selbst überlassen, welchen Stuhl und Tisch sie sich aus den vorhandenen aussuchen. Nachdem die Körpergröße der Kinder innerhalb einer Jahrgangsstufe stark variiert, kommt es dazu, dass nur 40 Prozent der Schulkinder richtig angepasste Schulmöbel benutzen (Berquet, 1988).

Wo sitzt Ihr Kind zu Hause am liebsten? Wo erledigt es seine Hausaufgaben?

Zu Hause sitzen die Kinder an sehr unterschiedlichen Arbeitsplätzen. Die Kinder haben aus verschiedenen Gründen häufig keine festen, individuell angepassten Arbeitsplätze. Sie erledigen ihre Hausaufgaben, malen oder basteln ebenfalls auf nicht immer günstig eingestellten Stühlen und Tischen. Das Bewahren der aufrechten Haltung während des Arbeitens wird dadurch erschwert.

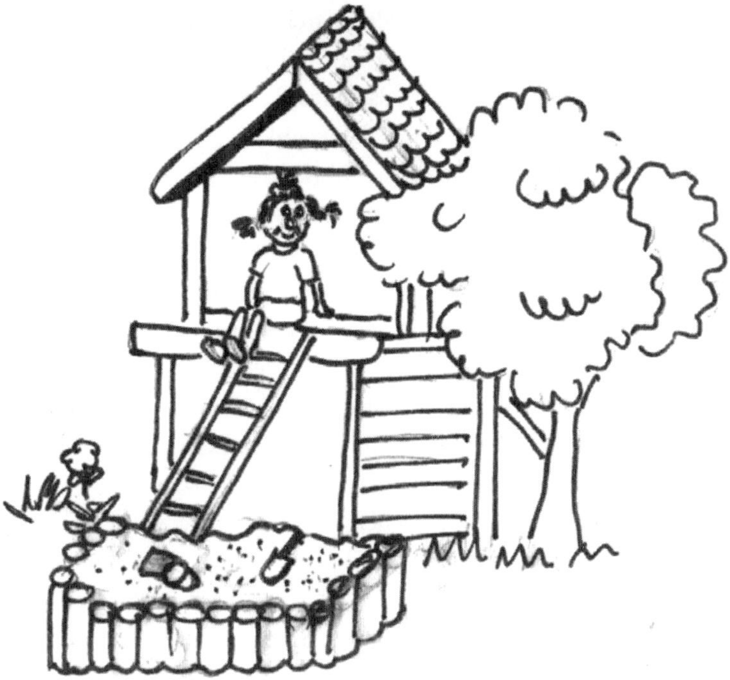

Abb. 2.7
Kinder brauchen sichere und frei nutzbare Spiel- und Bewegungsräume

Merke

Mit geringen finanziellen Mitteln, etwas handwerklichem Geschick und dem entsprechenden „Know-how" können Sie selbst vorhandene Stühle und Tische an die individuellen Längenverhältnisse Ihres Kindes anpassen (s. Kapitel 4.2).
Sind Schule und die täglichen Hausaufgaben nicht selten unter relativ ungünstigen Bedingungen für die Körperhaltung und den Bewegungsapparat erledigt, so freut sich sicherlich auch Ihr Kind auf die Zeit zum Spielen und Toben (Abb. 2.7)!

Spiele und ökologische Umweltbedingungen

Leider sind, gerade in den Städten, frei nutzbare und sichere Spiel- und Bewegungsräume wohnungsnah weitgehend verschwunden. Die veränderte Umwelt behindert das natürliche Bewegungs- und Spielverhalten der Kinder, vor allem der Stadtkinder. Betrachtet man isoliert z.B. die Auswirkungen der Verkehrs- und Wohnsituation in Großstädten auf die Kinder, so fällt auf:

- Hohes Verkehrsaufkommen stellt eine große Gefahr für spielende Kinder dar. Dadurch ist Spielen auf der Straße häufig nicht möglich.
- Spielplätze oder andere künstlich geschaffene Plätze zum Toben sind oft nur in Begleitung und unter Aufsicht von Erwachsenen erreichbar und nutzbar.
- Manche Höfe und Grünflächen von Wohnanlagen sind kinderunfreundlich und spielverhindernd gestaltet oder dürfen nicht betreten werden *(Abb. 2.8)*.
- Bei Hochhäusern können Kinder häufig gar nicht erst den Weg von der Wohnungstür bis ins Freie alleine zurücklegen.
- Zu kleine Wohnungen lassen den Kindern wenig Freiraum zum Spielen und Toben.
- Wohnungseinrichtungen entsprechen häufig nicht den Lebens- und Bewegungsbedürfnissen von Kindern. Hierzu ein Zitat von R. Zimmer: „Die bespielbare Wohnung – Traum der Kinder, Alptraum der Eltern“ (Zimmer, 1995).

Diese Umstände haben zur Folge, dass die Kinder immer weniger Gelegenheiten haben, sich zu bewegen. Sport und Bewegung sind nur zu bestimmten Zeiten an bestimmten Orten üblich und möglich. Daraus muss die Erkenntnis folgen, dass möglichst früh etwas gegen die negativen Entwicklungsbedingungen unternommen werden muss, um Störungen wie Haltungsschwäche, Bewegungsmangelkrankheiten oder Verhaltensstörungen bei Kindern zu vermeiden.

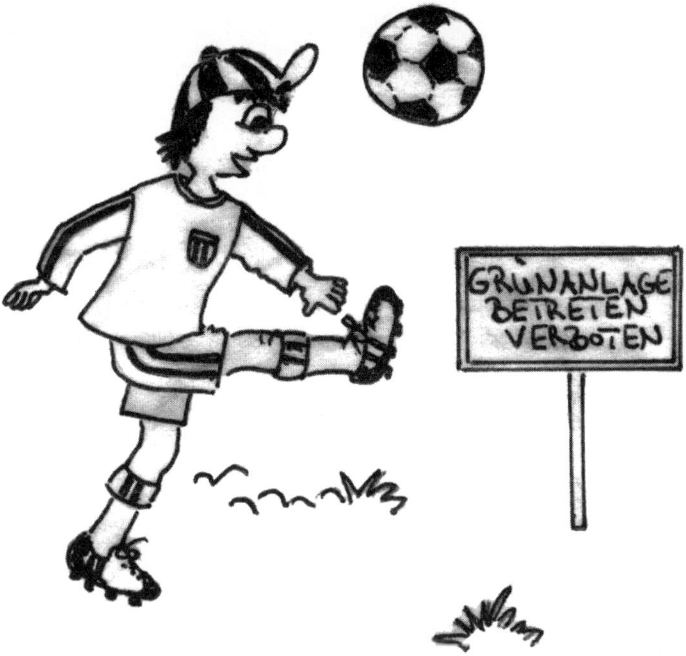

Abb. 2.8
Höfe und Grünanlagen sind häufig spielverhindernd gestaltet

Vor diesem Hintergrund gibt Ihnen dieses Buch Anstöße und konkrete Hilfen, Gegenwart und Zukunft aktiver, bewegungsreicher und somit kinder- und familienfreundlicher zu gestalten.

3 Zeit für eine Geschichte

3.1 Warum erzähle ich die „Geschichte der Bandschis®"?

Fühlt sich Ihr Kind zu mehr Bewegung und aufrechtem Sitzen aufgefordert, wenn Sie ihm erklären, dass es dann später als Erwachsener keine Rückenschmerzen bekommt? Wohl kaum!

Die meisten Kinder interessieren sich für derartige Voraussagen und Erklärungen nur kurz und vergessen die Hinweise und wohlgemeinten Ratschläge schnell wieder. Das abstrakte Vorstellungsvermögen der Kinder ist noch nicht oder noch nicht ausreichend ausgebildet, um solche Zusammenhänge zu erkennen oder gar umzusetzen. Prävention ist kein „kindgemäßes" Thema.

Viel Spaß beim Vorlesen und dem gemeinsamen Ausflug zur Familie der Bandschis®!

Aus diesem Grund sollten Sie für Haltungs- und Bewegungsförderung eine kindgerechte Verpackung wählen. Bevor Sie in Ihrer Familie mit Ihrem Kind präventive Maßnahmen in die Tat umsetzen, empfehlen wir Ihnen, gemeinsam mit Ihrem Kind „Die Geschichte der Bandschis" zu lesen *(Abb. 3.1).*

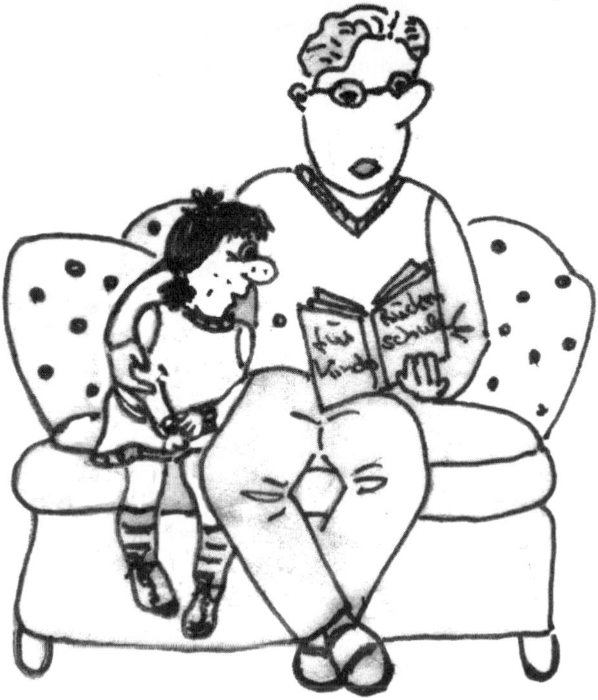

Abb. 3.1 Nehmen Sie sich die Zeit und erzählen Sie Ihrem Kind „Die Geschichte der Bandschis®“

3.2 Die Geschichte der Bandschis®

Was sind Bandschis®?

Hast Du schon mal etwas von kleinen Wesen gehört, die Bandschis® heißen? Wir, die Bandschis, sind kleine Geschöpfe, die in Deinem Körper wohnen. Als Bandscheiben nennen wir uns **Bandschis®**. Wusstet Du, dass wir in Deinem Körper wohnen? Wahrscheinlich schon – oder? Aber weißt Du auch Genaueres über uns? Wahrscheinlich nicht. Macht nichts, wir erzählen Dir gerne ein bisschen von uns.

Die Wirbelsäule, in der wir wohnen, ist im Körper am Rücken. Unser hohes Wohnhaus besteht aus vielen einzelnen Knochen, die Wirbel heißen. Die 24 Wirbel sind übereinander aufgebaut, wie ein großes bewegliches Hochhaus. Damit nicht immer Wirbelknochen auf Wirbelknochen schlägt, wohnt zwischen zwei Wirbeln jeweils einer von uns, ein fleißiger Bandschi *(Abb3.2)*.

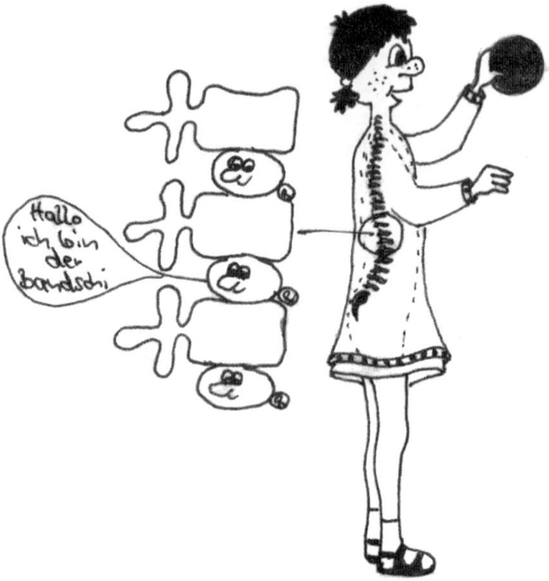

Abb. 3.2
Die Bandschis® wohnen in einem hohen, beweglichen Hochhaus, in der Wirbelsäule

Zwei Wirbel bilden die Wohnung für einen Bandschi®. Wir sind fröhliche Wesen und spielen am liebsten den ganzen Tag. Bei einem unserer Spiele helfen wir Dir, Deine Wirbelsäule zu bewegen. Ohne uns Bandschis wäre Deine Wirbelsäule steif wie ein Stock. Ein zweites Spiel von uns besteht darin, die vielen Stöße zu dämpfen, die Dein Körper den ganzen Tag abbekommt. Wir federn alles ganz weich ab. Wir sind ja sooo wichtig für Deinen Körper *(Abb. 3.3)*!

Einige unserer Geheimnisse wollen wir Dir verraten. Das Wichtigste für uns ist, dass Du Dich viel bewegst. Wie schön wäre es, wenn Du Sport treiben würdest! Beim Toben, Springen, Laufen, Klettern, Ballspielen geht es uns richtig gut. Dagegen machst Du uns ganz unglücklich, wenn Du stundenlang sitzt *(Abb. 3.4)*.

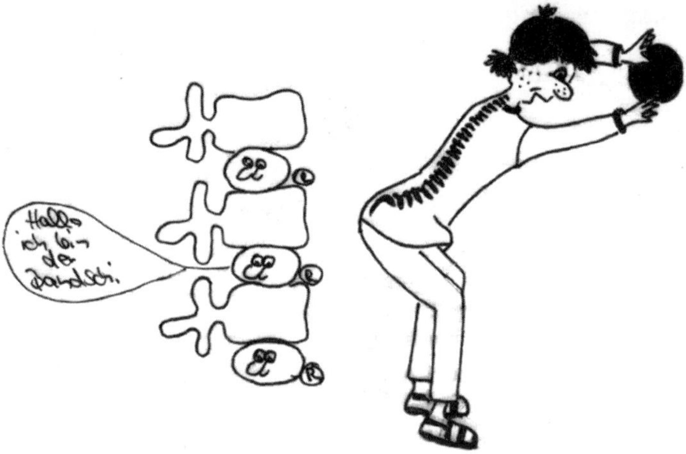

Abb. 3.3
Wenn du Dich viel bewegst, geht es uns prächtig!

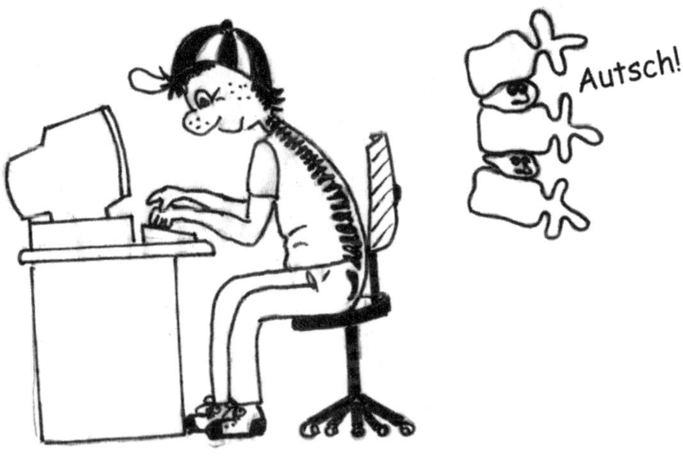

Abb. 3.4
In unseren Wohnungen wird es ungemütlich und eng, wenn Du stundenlang sitzt

Die Vorlieben der Bandschis®

Natürlich musst Du auch mal stillsitzen. Sonst könntest Du kein Buch anschauen oder lesen, nicht mit Deinen Eltern kuscheln, kein Spiel in Ruhe spielen und – ganz wichtig !! – auch in der Schule nicht richtig aufpassen. Gegen kürzere Sitzpausen haben wir nichts einzuwenden, vor allem, wenn Du uns beim Sitzen trotzdem viel Platz in unseren Wohnungen lässt.

Richtig ungemütlich wird es für uns, wenn Du jeden Tag stundenlang vor dem Fernseher oder Computer hängst, Dich von Stuhl zu Stuhl bewegst, Deine Eltern Dich immer mit dem Auto chauffieren und Du Dich nur in der Bude herum treibst. Dann wird es in unseren Wohnungen ungemütlich und eng. Du hältst dann deine Wirbelsäule lange Zeit am Tag krumm, und wir haben kaum mehr Platz in unseren Wohnungen für unsere Spiele.
Doch Du kannst sehr leicht dafür sorgen, dass wir – Deine Bandschis® – uns wohl fühlen!

Versuche, Dich möglichst viel zu bewegen. Was immer Du auch gerne machst, Skatebord, Roller oder Rad fahren, Ball spielen, Tanzen, Turnen, Bäume klettern oder durch Wald und Wiesen streifen: Wir, Deine Bandschis, sind glücklich dabei. Und noch ein kleiner Tipp: Doppelt soviel Spaß machen diese Unternehmungen mit Deinen Freunden oder mit Mama oder Papa. Auf diese Weise jubeln nicht nur Deine Bandschis, sondern auch die Deiner Freunde und Eltern. Das gibt ein fantastisches Freudenkonzert. Also, auf geht's!
Damit Du möglichst oft an uns Bandschis denkst, helfen Dir drei Bandschireime *(Abb. 3.5)*.

Zum Schluss unserer Erzählung über uns Bandschis verraten wir Dir noch eine unserer Eigenschaften. Bandschis sind nicht nachtragend und vergessen schnell Unannehmlichkeiten, die Du ihnen bereitet hast. Solltest du mal einen schlechten Tag haben und länger mit krummen Rücken sitzen und Dich zu müde fühlen, um Dich viel zu bewegen, dann mach Dir keine Sorgen um uns. Gönne Dir eine Pause und sammle Kräfte, um danach wieder mit viel Freude einen bewegten, bandschifreundlichen Tag zu verbringen.

Das ist die Geschichte von uns Bandschis. Vielleicht hast Du einmal das Glück, wenn es ganz still um Dich ist, Deine kleinen Bandschis® singen und lachen zu hören!

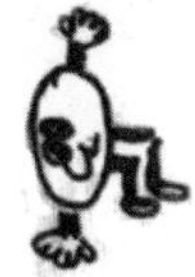

Nutz jede Gelegenheit, um Dich zu bewegen,
um so deine Bandschis® zu pflegen.

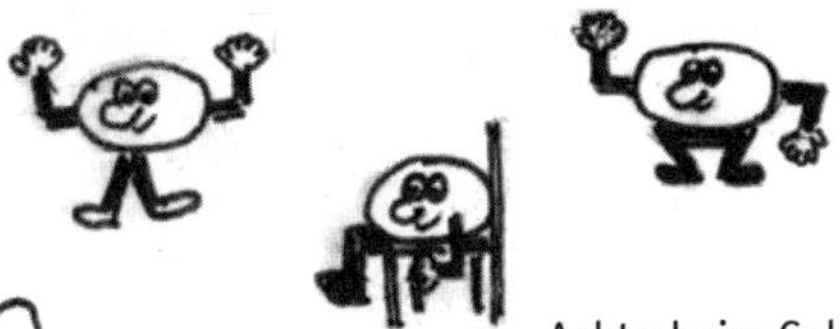

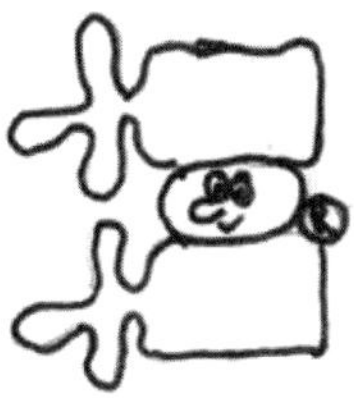

Achte beim Gehen, Sitzen und Bücken
auf Deinen aufrechten Rücken,
so kannst du Deine Bandschis® entzücken.

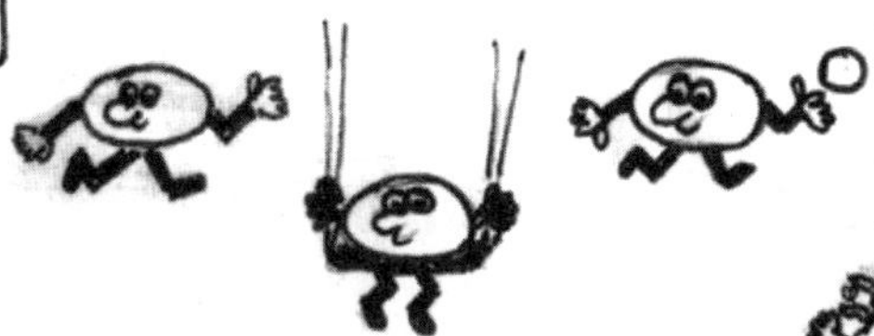

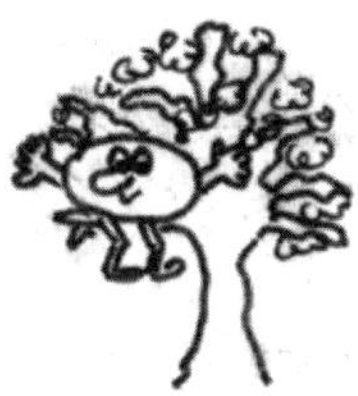

Springen, Laufen, Schaukeln,
Bälle werfen, Bäume klettern,
Juhu Bandschis®, da gibt's nichts zu meckern.

Abb. 3.5

4 Prävention im Kindesalter – Ihr Beitrag zu Hause

4.1 So können Sie Ihr Kind Schritt für Schritt zur bandschifreundlichen Körperhaltung im Sitzen begleiten

Tag ein, Tag aus können Erwachsene, aber auch Kinder bei ihrem „Pflichtprogramm", wie Schule, Hausaufgaben, Arbeit, Essen usw. die sitzende Körperhaltung nicht umgehen. Für Sie und Ihr Kind ist es daher wichtig, die Zeit des Sitzens möglichst schonend für den Rücken zu gestalten.

Um Ihnen und Ihrem Kind ein möglichst genaues und lebendiges Bild der aufrechten bandschifreundlichen Körperhaltung im Sitzen zu vermitteln, darf jetzt die gesamte Familie aktiv werden.

Viel Spaß beim Ausprobieren!

Machen Sie sich auf, zusammen mit Ihrem Kind Schritt für Schritt in die Welt der aufrechten Körperhaltung! Die Bandschis® begleiten Sie dabei!

Wir unterscheiden zwischen folgenden Sitzhaltungen:

- Die aktive Sitzhaltung ohne Lehne *(s. Abb. 4.1)*
- Die Schreibhaltung *(s. Abb. 4.4)*
- Die sogenannte Zuhörerhaltung *(s. Abb. 4.6)*.

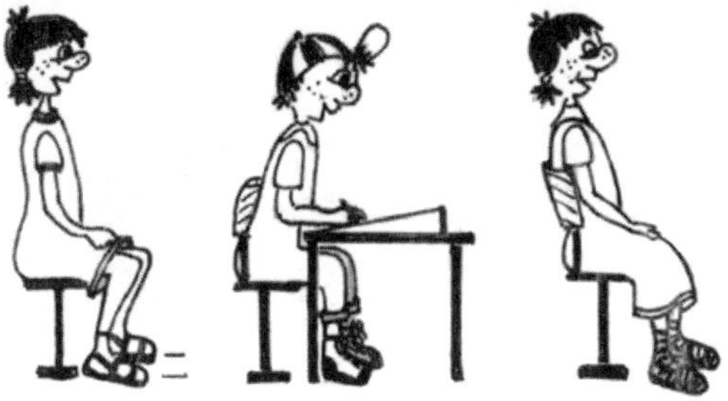

Die Bandschis® unterstützen Sie tüchtig, um Ihnen und Ihrem Kind die bandschifreundlichen Sitzhaltungen möglichst abwechslungsreich und kindgerecht zu vermitteln.
Bei den folgenden Erklärungen und Anleitungen weisen die Begriffe *„Geschichte der Bandschis®“* oder *„Vergleich“* auf kindgerechte Hilfen zur Vermittlung hin. Die drei unterschiedlichen Sitzhaltungen werden separat für Erwachsene und Kinder angeleitet.

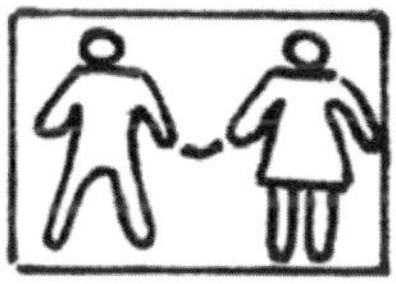

Für Sie, als den anleitenden Erwachsenen, empfiehlt es sich, die einzelnen Lernschritte zu den Sitzhaltungen vorher auszuprobieren. Hierzu benutzen Sie die **„Bewegungsanleitung für Erwachsene“**.

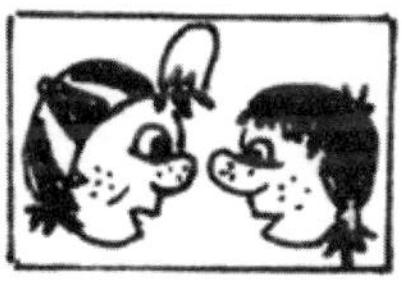

Lesen Sie sich danach die **„Bewegungsanleitung für Kinder“** durch und probieren Sie aus, ob Sie die Bewegungsanleitung selbst umsetzen können.

Wenn Sie selbst eine klare Vorstellung von der gewünschten Bewegung haben, können Sie diese viel effektiver und eindeutiger Ihrem Kind vermitteln. So fordern Sie die Geduld Ihres Kindes nicht unnötig heraus. Nach dieser kleinen Vorbereitung können Sie gemeinsam mit Ihrem Kind die bandschifreundliche Sitzhaltung ausprobieren. Überfordern Sie Ihr Kind nicht und zeigen Sie ihm deswegen immer nur eine neue Sitzhaltung.

4.1.1 Die aktive Sitzhaltung ohne Lehne *(Abb. 4.1)*

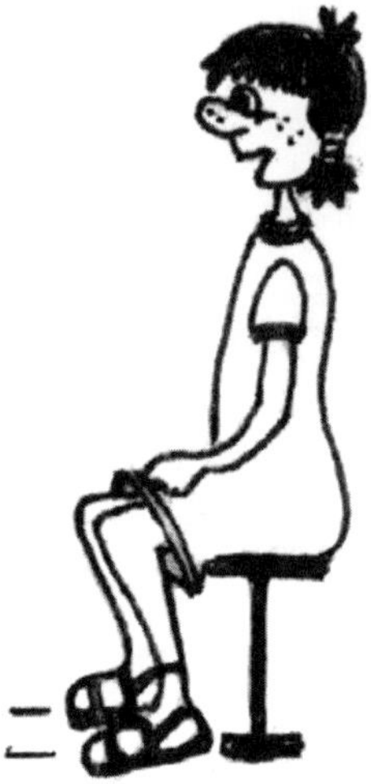

Abb. 4.1
Die aktive Sitzhaltung

Bitte betrachten Sie die *Abbildung 4.2 a und b* „Das Zahnradmodell" (nach Brügger).
Hier werden die aufrechte bandschifreundliche und die krumme Körperhaltung verglichen. Becken, Brustkorb und Kopf sind als Zahnräder dargestellt. Die Bewegungen, die nötig sind, um die aufrechte Körperhaltung zu erlangen, werden durch die Pfeile in den Zahnrädern gezeigt.

Nun können Sie die aufrechte Körperhaltung selbst ausprobieren!

Hilfsmittel

Stuhl ohne Armlehne (s.Kap. 4.2, Stuhl/Hockerhöhe)

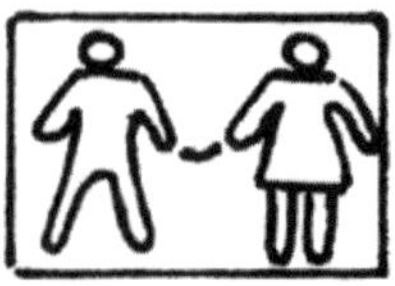

Bewegungsanleitung für Erwachsene

Ausgangsstellung:
Setzen Sie sich auf den Stuhl im vorderen Drittel der Sitzfläche.

Erster Schritt:
Belasten Sie Ihre Füße auf der gesamten Sohle und drehen Sie die Füße leicht nach außen.

Zweiter Schritt:
Beine leicht grätschen, so dass Ihre Knie locker nach außen fallen können.

Aufrechte Körperhaltung

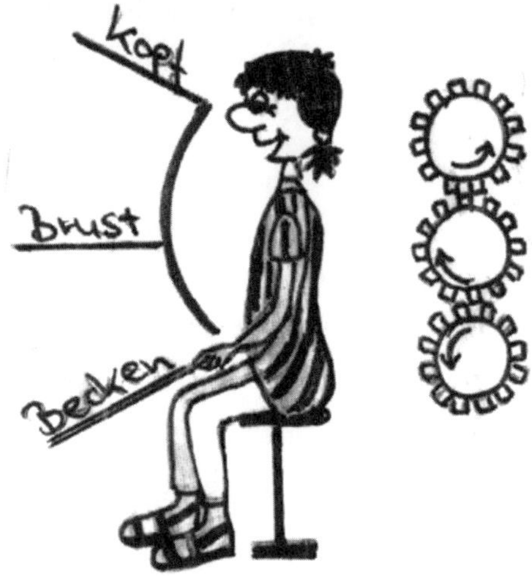

Kopfstellung:
Kopf schiebt nach oben mit einem langen Nacken.

Brustkorb:
Der Brustkorb schiebt nach oben vorne.

Becken:
Die vorderen Beckenknochen nach vorne bewegen = Kippen des Beckens.

Krumme Körperhaltung

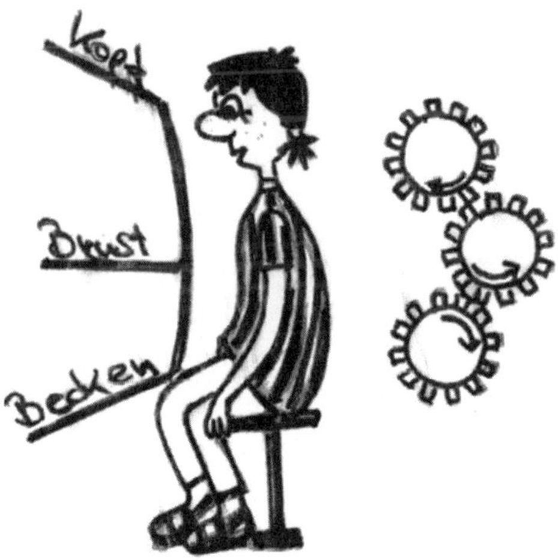

Kopfstellung:
Nacken kurz

Brustkorb:
Der Brustkorb senkt sich nach hinten unten.

Becken:
Die vorderen Beckenknochen nach hinten bewegen = Aufrichten des Beckens.

Abb. 4.2 a und b Das Zahnradmodell (nach Brügger, 1988): Eine Hilfe, um die Zusammenhänge der aufrechten Haltung zu verdeutlichen

Dritter Schritt:
Bewegen Sie die vorderen Beckenknochen nach vorne und heben Sie gleichzeitig Ihren Brustkorb nach oben vorne; dabei den Bauch locker und lang lassen.

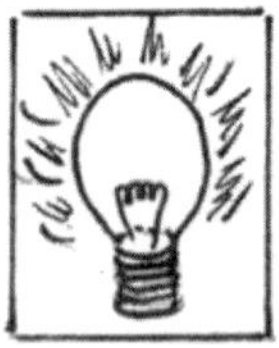

Achtung, dringende Empfehlung:

Die Bewegungen des Beckens und des Brustkorbs nur so weit ausführen, dass Sie keinen Schmerz im Rücken bekommen.

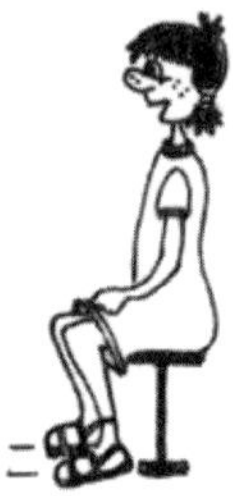

Wenn Sie diese drei Schritte befolgt haben, befinden Sie sich jetzt in der Welt der aufrechten Körperhaltung. Diese Sitzposition ist sicher etwas ungewohnt. Sie sollten sich und Ihrem Körper etwas Zeit geben! Umso häufiger Sie sich daran erinnern und die aufrechten Sitzhaltungen einnehmen, desto einfacher werden sie Ihnen fallen.

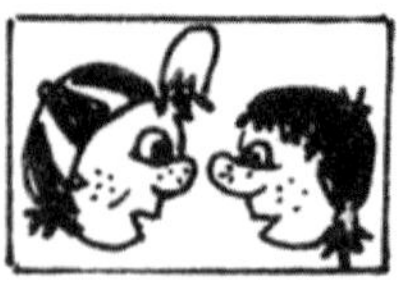

Bewegungsanleitung für Kinder

„Geschichte der Bandschis®“:
Vor kurzem hatte ich die Gelegenheit, eine Unterhaltung der Bandschis® zu belauschen. Dabei erzählten sie sich, dass es ihnen besonders gut gefällt, wenn sie beim Sitzen auf dem Stuhl viel Platz in ihrer Wohnung zum Spielen haben.

Deine Bandschis® können prima spielen und sind glücklich, wenn Du Dir zum Sitzen Folgendes merkst:

Ausgangsstellung:
Setz Dich auf die vordere Hälfte des Stuhls, ohne die Lehne zu benutzen.

Die Wünsche der Bandschis® zum Sitzen *(Abb. 4.3)*:

- ein gedachter Faden am Brustbein wird nach oben vorne gezogen
- Bauchnabel nach vorne schieben
- die Beine leicht auseinander
- die Füße mit gesamter Fußsohle auf den Boden.

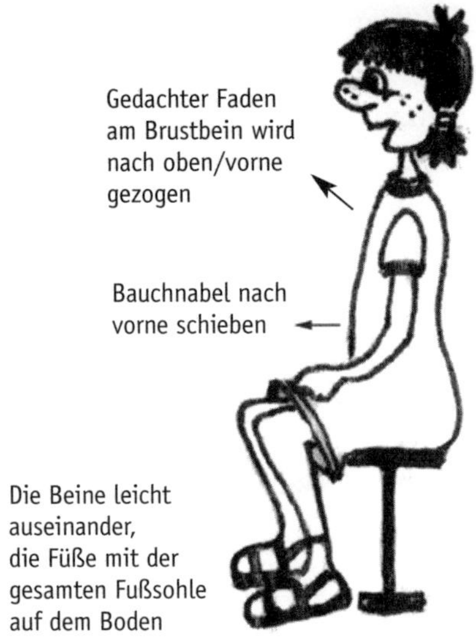

Abb. 4.3
Die Wünsche der Bandschis® zum Sitzen

Toll gemacht!

Du kannst Dir sicher sein, dass Deine Bandschis® jetzt jubeln, sie haben viel Platz zum Spielen!

Wann kann diese Sitzhaltung angewendet werden?

Während des Essens, auf dem Pezziball, auf Sitzgelegenheiten ohne Lehne. Im Allgemeinen ist die aktive Sitzhaltung eine Sitzposition für kurze Zeiträume. Wenn es die Situation und das Sitzmobiliar zulassen, ist es günstig, möglichst häufig eine Lehne zu benutzen.

Motivation

Erinnern Sie sich in der Familie gegenseitig an das bandschifreundliche Sitzen, z.B. beim Essen. Vereinbaren Sie in Ihrer Familie ein Symbol, das Sie immer wieder an Ihr gemeinsames Vorhaben erinnert. Beim Anblick des Symbols, z.B. ein auf dem Tisch liegender Stein, kann jeder kurz seine Sitzhaltung kontrollieren oder die Bandschis® mit ein bisschen Bewegung verwöhnen. Vergessen Sie bitte nicht, Ihr Kind und sich selbst für die große Mühe zu belohnen. Als Belohnung können Sie Abbildungen von den glücklichen Bandschis kopieren und in kleine Karten schneiden. Das Bemühen der Kinder, ihre Bandschis glücklich zu machen, kann z.B. immer wieder mit Karten belohnt werden.

4.1.2 Die Schreibhaltung *(Abb. 4.4)*

Hilfsmittel

Stuhl, Schreibtisch (s. Kapitel 4.2. und 4.3), Besenstiel oder Stab

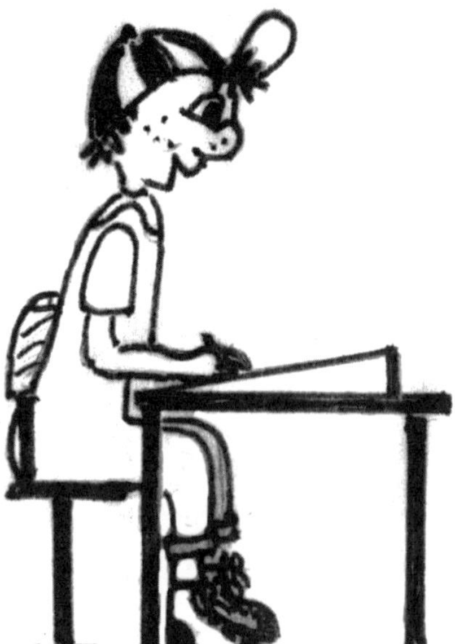

Abb. 4.4
Die Schreibhaltung

Bewegungsanleitung für Erwachsene

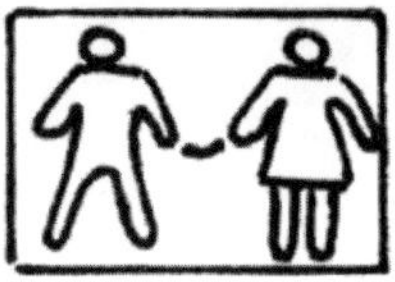

Ausgangsstellung:

Aktive Sitzhaltung ohne Benutzung der Lehne vor dem Tisch, beim ersten und zweiten Schritt wird der Tisch nicht benötigt.

Erster Schritt:

Stellen Sie sich vor, Ihre Wirbelsäule ist nicht mehr beweglich! Sie können Ihre Wirbelsäule nicht mehr rund machen bzw. nur als Ganzes bewegen. Bewegen Sie die aufrechte, feste Wirbelsäule nach vorne und wieder zur Mittelstellung zurück.

Zweiter Schritt:

Wie beim ersten Schritt bewegen Sie Ihre aufrechte, feste Wirbelsäule nach rechts und links. Bei der Bewegung nach rechts hebt die linke Gesäßhälfte etwas ab und bei der Bewegung nach links die rechte Gesäßhälfte.

Dritter Schritt:

Positionieren Sie Ihren Stuhl so, als ob Sie den Schreibtisch benutzen wollten. Neigen Sie Ihre aufrechte und feste Wirbelsäule nach vorne, bis Sie die Unterarme auf dem Tisch abstützen können.

Hilfestellung:

Um eine Kontrolle über Ihre Wirbelsäule zu haben, können Sie einen Besenstiel/Stab verwenden. Stecken Sie den Stab über Ihren Rücken in Ihren Hosenbund und halten Sie ihn mit einer Hand oben am Kopf fest. Wenn Sie aufrecht sitzen, berührt der Stab Ihren Rücken an drei Stellen *(Abb. 4.5)*:

- unten am Kreuzbein
- an der Brustwirbelsäule zwischen den Schulterblättern
- am Hinterkopf.

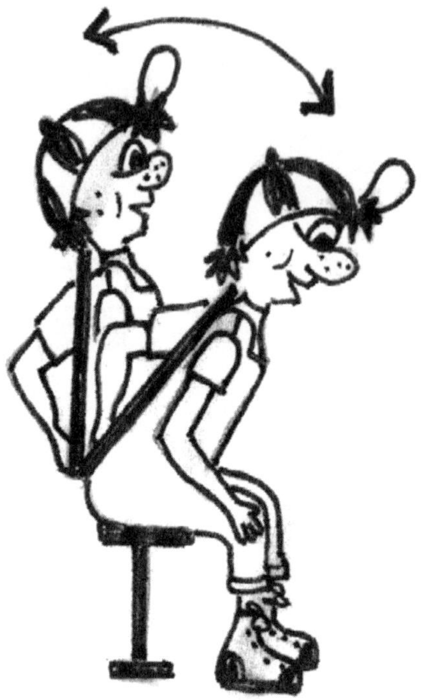

Abb. 4.5
Der Stab am Rücken hilft, die Wirbelsäule zu stabilisieren

Während der Bewegung der Wirbelsäule nach vorne und zurück (Schritt eins) und zur Seite (Schritt zwei) sollte der Kontakt zum Stab bestehen bleiben. Der Stab kann Ihnen und Ihrem Kind eine Hilfe zum Erfühlen der gewünschten Bewegung sein.

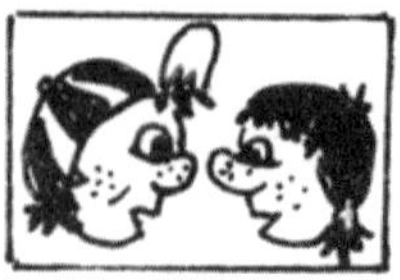

Bewegungsanleitung für Kinder

Ausgangsstellung:

Bandschifreundliches Sitzen ohne Anlehnen.

Stell Dir vor, Du kannst deine Wirbelsäule nicht mehr bewegen. Sie ist so steif wie ein Stab.

> *„Geschichte der Bandschis®":*
> Es herrscht ein kräftiger Wind im Land der Bandschis. Der Wind bläst. Das Bandschihochhaus neigt sich nach vorne. Durch das kurze Abflauen der Brise kommt es wieder in die Mitte zurück.

Neige Deine unbewegliche Wirbelsäule nach vorne und wieder zurück. Achte darauf, dass Deine Wirbelsäule dabei ganz steif bleibt. Durch kräftiges Blasen kannst Du das Geräusch des Windes imitieren.
Wenn Du mit viel Schwung schaukelst, hebt beim nach vorne Schaukeln dein Gesäß etwas vom Stuhl ab, und beim nach hinten Schaukeln heben Deine Füße ein bisschen vom Boden ab.

„Geschichte der Bandschis®":
Nun hat die Windrichtung gewechselt, der Wind bläst abwechselnd von beiden Seiten auf das Bandschihochhaus. Das Bandschihochhaus schaukelt nach rechts und nach links.

Schaukle deine unbewegliche Wirbelsäule nach rechts und nach links. Schaukle mit so viel Schwung, dass dabei jeweils eine Gesäßhälfte und der Fuß auf der selben Seite abheben.

„Geschichte der Bandschis®":
Neige das Bandschihochhaus nach vorne und baue mit Deinen Unterarmen Stützpfeiler auf dem Tisch.

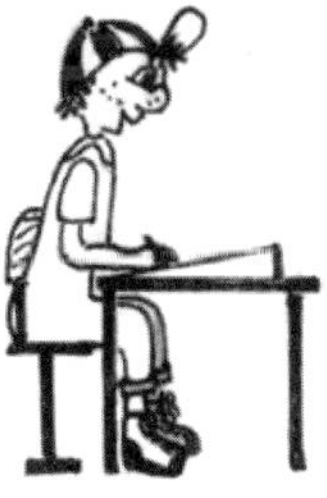

Setz Dich mit deinem Stuhl vor den Schreibtisch, als ob Du ein Bild malen wolltest. Neige deine unbewegliche Wirbelsäule nach vorne, bis Du Dich mit den Unterarmen abstützen kannst.

Hast Du heute schon gemalt oder sind noch Hausaufgaben zu erledigen? Probier's doch gleich aus!
Mit dieser Sitzposition am Schreibtisch kannst Du Deine schriftlichen Hausaufgaben ganz bequem erledigen oder malen. Und das allerschönste ist, Deinen Bandschis® geht es gut dabei!

Wann anzuwenden?

Beim Schreiben, Malen, Lesen am Schreibtisch.

Motivation

Male Dich selbst, wie Deine Bandschis® es gerne haben, wenn Du am Schreibtisch sitzt. Dieses Bild kannst Du am Schreibtisch zu Deiner Erinnerung anbringen. Immer wenn Du das Kunstwerk siehst, versuchst Du Deine Bandschis glücklich zu machen. Sicher fallen Dir viele Möglichkeiten ein!

4.1.3 Die so genannte Zuhörerhaltung *(Abb. 4.6)*

Hilfsmittel

Stuhl mit Lehne (s. Kapitel 4.2)

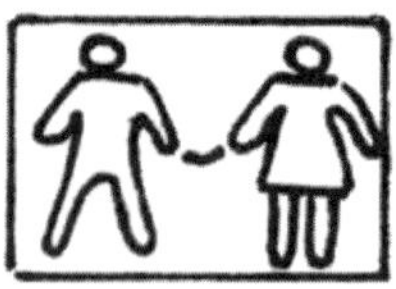

Bewegungsanleitung für Erwachsene

Ausgangsstellung:

Aktive Sitzhaltung, ohne dabei die Lehne zu benutzen *(s. Abb. 4.1).*

Erster Schritt:

Mit der aktiven Sitzhaltung soweit auf der Sitzfläche nach hinten rutschen, bis das Gesäß unter der Lehne etwas nach hinten gleitet; den Rücken an die Lehne anlehnen.

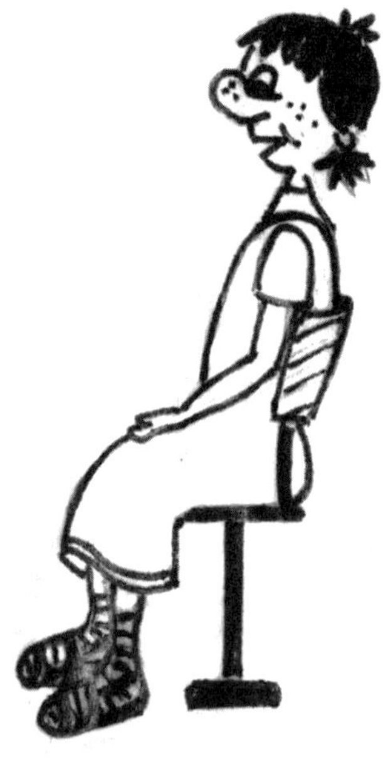

Abb. 4.6
Die so genannte Zuhörerhaltung

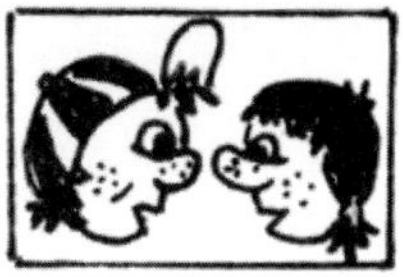

Bewegungsanleitung für Kinder

Ausgangsstellung:
Setze Dich an die vordere Stuhlkante und achte darauf, dass Deine Bandschis® dabei glücklich sind!

Vergleich: „Schinkengehen" (Abb. 4.7)
Schiebe Deine linke Beckenhälfte auf der Sitzfläche nach hinten, danach Deine rechte Beckenhälfte nach hinten und wiederhole die Bewegung immer wieder. So gleitet Dein Bandschihochhaus immer weiter Richtung Lehne, bis Du das Gesäß ein wenig unter der Lehne durchschieben kannst. Jetzt kannst Du das Bandschihochhaus an der Lehne abstützen.

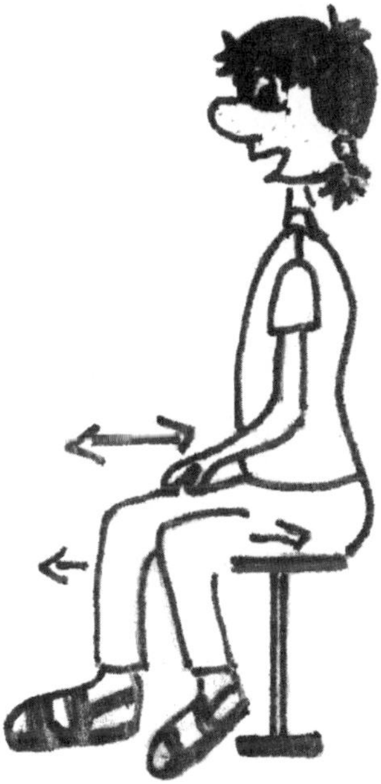

Abb. 4.7
Mit dem „Schinkengehen" gleitet Dein Bandschihochhaus in Richtung Lehne

Achtung, dringende Empfehlung:

In diesem Kapitel konnten Sie drei unterschiedliche Sitzhaltungen Schritt für Schritt kennen lernen, und vielleicht haben Sie sie schon ausprobiert! Achten Sie darauf, dass Ihr Kind während der Hausaufgaben regelmäßig die Sitzhaltungen bzw. Körperhaltungen wechselt, ohne dabei seine Konzentration zu verlieren, z.B.:

- ▷ Schreibhaltung am Schreibtisch für schriftliche Hausaufgaben
- ▷ Bauchlage mit Unterarmstütz zum Lesen bzw. Lernen
- ▷ Stehend oder gehend Vokabeln lernen.

Stellen Sie Ihrem Kind verschiedene zum Lernen geeignete Sitzhaltungen bzw. Körperhaltungen vor und lassen Sie es festlegen, welche Lernphasen (schriftliche Aufgaben, Lernen, Lesen usw.) es in welcher Körperhaltung erledigen möchte.

Erinnern Sie sich?

Neben der Wirbelsäulenentlastung durch die aufrechte Körperhaltung ist ein entscheidender Aspekt der Entlastung die angemessene regelmäßige Bewegung. Keine noch so aufrechte Körperhaltung ist auf Dauer rückenschonend.
Betrachten Sie die beschriebenen Sitzpositionen unter dem Motto: *„Die beste Sitzhaltung ist immer die nächste!"*.

4.2 Wie passe ich Sitzmöbel für Kinder individuell an?

Krumme Körperhaltung wird nicht zuletzt durch unphysiologisch konstruierte Sitzmöbel und falsch eingestellte Stühle und Tische verstärkt. Durch *individuell angepasste Sitzmöbel* wird das Einnehmen und Beibehalten einer rückenfreundlichen Sitzhaltung erleichtert.

Welche Kriterien sind hier von Bedeutung? Das folgende Beispiel soll es deutlich machen: Zwei Kinder mit fast derselben Körpergröße können unterschiedliche Stuhlhöhen und Tische benötigen. Der Grund dafür liegt in den Längenunterschieden der einzelnen Körperteile (Rumpflänge, Beinlänge). Laura mit einer Körpergröße von z.B. 130 cm hat lange Beine und einen kurzen Rumpf. Dagegen ist ihr Freund Thomas ebenfalls 130 cm groß, hat aber kurze Beine und einen langen Rumpf *(Abb. 4.8)*. Laura benötigt mit ihren langen Beinen und dem kurzen Rumpf einen höheren Stuhl als Thomas mit kurzen Beinen und langem Rumpf.

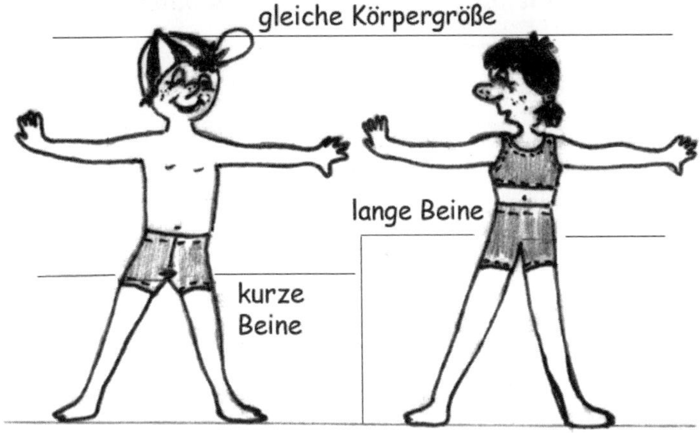

Abb. 4.8
Bei gleicher Gesamtkörpergröße können unterschiedlich hohe Stühle und Tische erforderlich sein.

Kinder befinden sich über einen langen Zeitraum im Wachstum. Deshalb ist es unbedingt nötig, die Stuhl- und Tischhöhe in regelmäßigen Abständen zu kontrollieren. Bei diesem Prozess ist baldige Selbstständigkeit und Selbstverantwortung der Kinder von großem Vorteil.

Merke

Vermitteln Sie Ihrem Kind die Regeln der Stuhl und Tischanpassung möglichst früh! So wird jeder Längenwachstumsschub von Ihrem Kind noch genauer beobachtet. Stuhl und Tisch können selbstständig sowohl in der Schule, als auch zu Hause angepasst bzw. mit Hilfe von Lehrern oder Eltern anders gestaltet werden.

Trotz der großen Bedeutung eines guten, individuell angepassten Stuhls, dürfen Sie nicht vergessen: Ein richtig angepasster Stuhl ersetzt nicht das Kontrollieren der eigenen Körperhaltung. Die rückenfreundliche Haltung muss bewusst eingenommen werden. Auch ein guter Stuhl zwingt den Körper nicht unbedingt in eine rückenfreundliche Position.

So finden Sie die optimale Stuhl- und Tischanpassung:

Stuhlhöhe = Unterschenkellänge

Beide Füße stehen auf dem Boden. Der Winkel zwischen Oberschenkel und Unterschenkel beträgt ca. 90 Grad. Auf keinen Fall darf der Winkel kleiner sein, da sonst durch die starke Beugung im Hüftgelenk die Beckenbewegung nach vorne erschwert wird.

▷ Merke: Variable Stuhlhöhe

Stuhltiefe = Oberschenkellänge

Die Kniekehle und die Hinterseite des Unterschenkels dürfen den vorderen Stuhlrand nicht berühren. Bei Druck durch die Stuhlkante in diesem Bereich können dort verlaufende Nerven und Gefäße irritiert oder abgeklemmt werden.

▷ Merke: Variable Stuhltiefe

Stuhllehne = von den Schulterblattspitzen bis zum oberen Beckenrand

Die Stuhllehne sollte beweglich in der Höhe sein und muss so eingestellt und geformt sein, dass sie die physiologische Schwingung in der Lendenwirbelsäule stützen kann. Die Lehne soll in der Höhe der Schulterblattspitzen enden und am unteren Ende maximal bis zum oberen Beckenrand reichen.

▷ Merke: Variable Stuhllehne

Sitzfläche = waagerecht, leicht nach vorne geneigt

Die Sitzfläche waagerecht einstellen, wenn die Lehne benutzt wird (entspricht der Zuhörerhaltung). Beim Sitzen ohne Lehne oder in der

Schreibhaltung unterstützt eine leicht nach vorne abfallende Sitzfläche die Beckenbewegung nach vorne (s. Kap. 4.1.1 und 4.1.2).

▷ Merke: Nach vorne neigbare Sitzfläche

Stuhlräder

Bei der Schreibhaltung müssen die Räder verriegelt werden, da sonst durch das Verlagern des Schwerpunktes nach vorne der Stuhl leicht nach hinten wegrollen kann. Wenn beim Sitzen häufig die Position und Richtung gewechselt werden muss, sind mitrollende Räder von Vorteil aber grundsätzlich nicht notwendig.

Tischhöhe = Höhe der Ellbogenspitze

Bei aufrechter Haltung und lockeren Schultern sollen die Ellenbogenspitze (Ellbogen 90 Grad beugen) und die Höhe der Tischplatte auf einer Ebene sein.

▷ Merke: Variable Tischhöhe

Tischplattenneigung = 16 Grad

Die Tischplatte ca. 16 Grad neigen. Die Neigung wird zum Lesen und Schreiben eingestellt.

▷ Merke: Neigbare Tischplatte

Tischbeinkonstruktion = Die Beine müssen leicht gegrätscht werden können.

Für die Oberschenkel und Füße muss nach oben, zur Seite und nach vorne genügend Spielraum sein.

Die *Abbildung 4.9a–c* enthält zusammengefasst die wichtigsten Regeln zum bandschifreundlichen Sitzen.

Rückenlehne:
Zur Unterstützung der Schwingung der Lenden- und Brustwirbelsäule. Der untere Teil der Lehne darf beim Zurückrutschen das Gesäß nicht behindern!

Stuhlhöhe:
Unterschenkellänge = Sitzflächenhöhe
Kniegelenke und Hüftgelenke auf einer Höhe. Niemals Hüftgelenke unter die Höhe der Kniegelenke!

Schrägpult bzw. Neigbarkeit der Tischplatte:
Neigungswinkel ca. 16 Grad

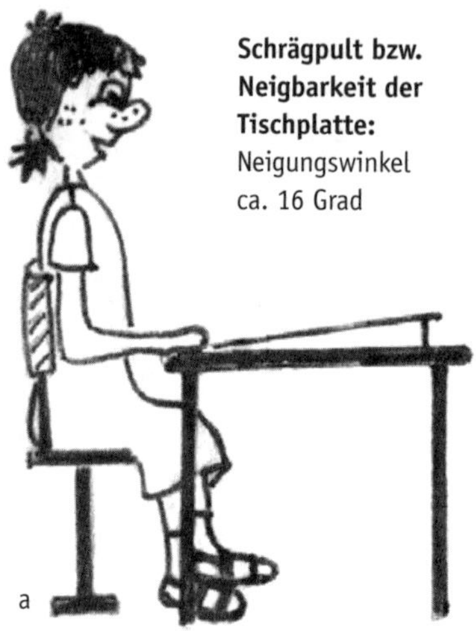

a

Tischhöhe:
Ellenbogenhöhe = Tischhöhe
Bei aufrechtem Oberkörper mit herabhängenden Oberarmen, Ellbogen 90 Grad angewinkelt

Beinfreiheit unter dem Tisch:
Bewegung nach vorne: unbehinderter Beinfreiraum.
Bewegung nach oben: kleiner Freiraum für die Bewegung der Oberschenkel, darf durch ein Ablagefach nicht behindert werden.
Bewegung zur Seite: Beine müssen mindestens hüftbreit gegrätscht werden können, bzw. die Knie müssen locker nach außen fallen können

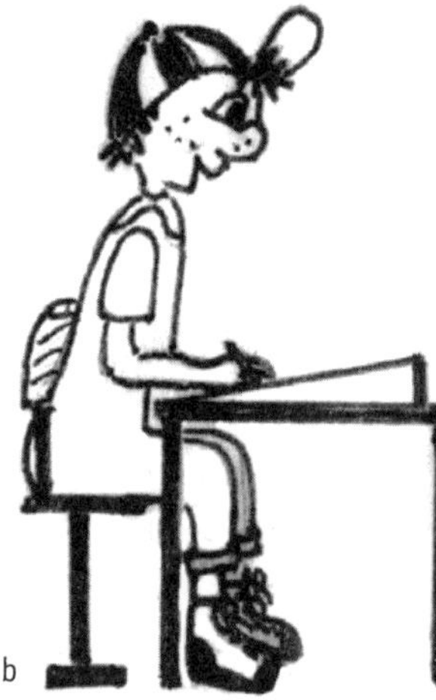

b

Haltung beim Schreiben

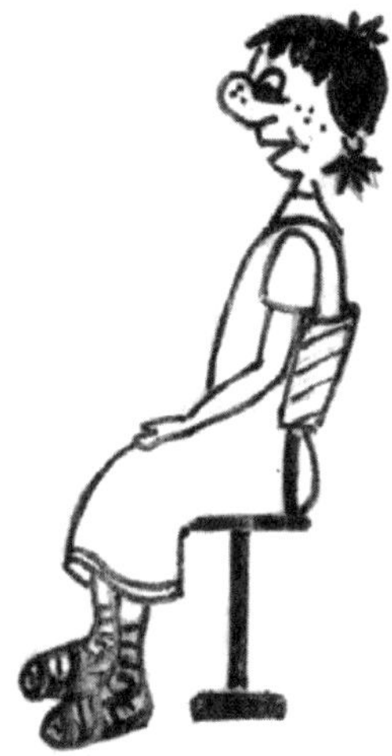

c

Haltung beim Zuhören

Abb. 4.9 a–c
Tipps zur Einstellung von Stuhl- und Tischhöhe.

Tipp

Sicher stehen auch Ihrem Kind verschiedene Stühle und Tische zur Verfügung. Um einen passenden Stuhl für Ihr Kind zu haben, müssen Sie nicht unbedingt einen teueren Stuhl neu kaufen. Mit einfachen Mitteln können Sie vorhandene Möbel an die Längenverhältnisse Ihres Kindes anpassen.

Die folgenden Beispiele zeigen Ihnen, was ungünstige Sitzmöbel bewirken und wie Sie Abhilfe schaffen können:

4.2.1 Der Stuhl ist zu hoch *(Abb. 4.10a)*

Wenn die Füße Ihres Kindes nicht mit der ganzen Sohle auf dem Boden stehen, kann das Gewicht des Körpers nicht von den Füßen übernommen werden. Eine aufrechte Korperhaltung ist für Ihr Kind nur für kurze Zeit möglich, weil die Aufrichtung alleine durch Muskelkraft erreicht wird. Stellt Ihr Kind die Füße mit der gesamten Sohle auf dem Boden auf, kann das Gewicht des Rumpfes zum Teil über die Beine und Füße an den Boden abgegeben werden. Lässt es die Füße in der Luft baumeln, hat dies einen Druck auf die Oberschenkelrückseite zur Folge. Das Gewicht der Beine und Füße zieht der Schwerkraft folgend nach unten. Dadurch werden die Nerven und Gefäße an der Oberschenkelrückseite auf die Sitzfläche gepresst. Dort verlaufende Nerven und Gefäße können irritiert werden.

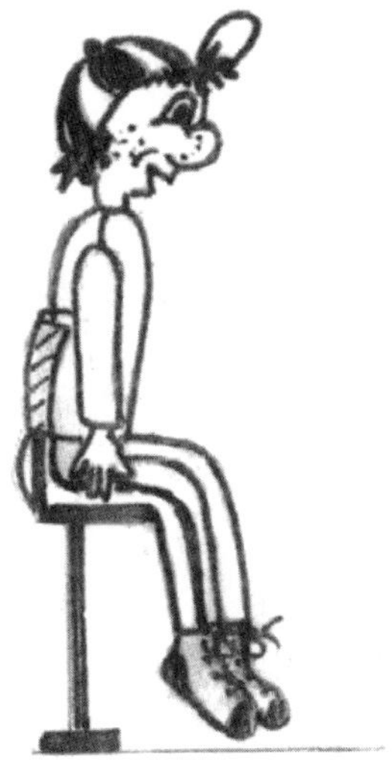

Abb. 4.10 a
Ein zu hoher Stuhl erschwert das Beibehalten der aufrechten Körperhaltung

Problemlösung:

Gleichen Sie den fehlenden Fußsohlen-Kontakt durch einen kleinen Schemel oder eine Kiste aus. Auf dem Schemel werden die Füße wie auf dem Boden abgestellt.

4.2.2 Der Stuhl ist zu niedrig *(Abb. 4.10b)*

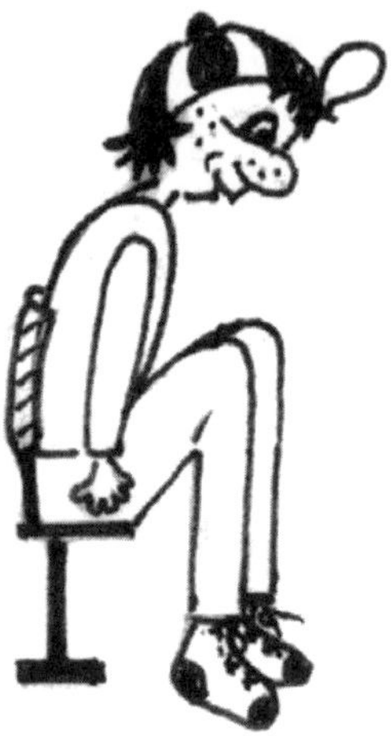

Abb. 4.10 b Ein zu niedriger Stuhl zwingt den Körper in die krumme Körperhaltung

Die zu niedrige Sitzfläche hat eine vermehrte Beugung im Kniegelenk und Hüftgelenk zur Folge. Um eine aufrechte Körperhaltung einzunehmen, ist das Kippen des Beckens nötig. Die Kippbewegung des Becken fordert im Hüftgelenk wiederum eine Beugung. Wenn durch die niedrige Ausgangsstellung eine starke Beugung im Hüftgelenk stattgefunden hat, kann das Becken nur noch eingeschränkt gekippt und somit die Wirbelsäule nicht aufgerichtet werden.

Problemlösung

Gleichen Sie die fehlende Stuhlhöhe durch ein Styroporautokissen oder ein Hartschaumkissen aus. Das Kissen soll aus festem Material bestehen, um dem Kind eine stabile Sitzfläche zu bieten. Die Benutzung der Lehne ist bei einem Stuhl mit erhöhter Sitzfläche (wie oben beschrieben) meistens nicht mehr möglich. Deshalb sollte diese Art der Problemlösung kein Dauerzustand sein. Ein höherer Stuhl bzw. höhenverstellbarer Stuhl sollte für den Arbeitsplatz des Kindes bereitgestellt werden.

4.2.3 Der Tisch ist zu hoch *(Abb. 4.10c)*

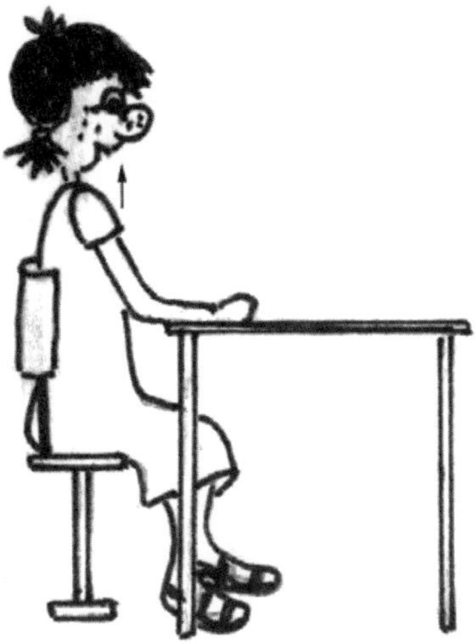

Abb. 4.10 c
Ein zu hoher Tisch verspannt Schultern und Nacken

Die Tischplatte des zu hoch eingestellten Tisches befindet sich oberhalb der Ellenbogenspitzen. Um mit den Unterarmen auf den Tisch zu gelangen, muss das Kind die Arme ständig vermehrt anheben und zieht dabei häufig die Schultern nach oben. Die Überlastung des Schultergürtels und Nackenverspannungen können die Folgen sein. Schreiben und Essen an einem zu hohen Tisch sind für ein Kind deutlich anstrengender. Hinzu kommt der verringerte Überblick über den hinteren Bereich der Schreibtischplatte. Schularbeiten mit Schulbuch und dem davor liegendem Heft bereiten Schwierigkeiten.

Problemlösung

Gleichen Sie die fehlende Stuhlhöhe durch ein Styroporautokissen oder ein Hartschaumkissen aus. Das Kissen soll aus festem Material bestehen, um dem Kind eine stabile Sitzfläche zu bieten. Die Benutzung der Lehne ist bei einem Stuhl mit erhöhter Sitzfläche (wie oben beschrieben) meistens nicht mehr möglich. Deshalb sollte diese Art der Problemlösung kein Dauerzustand sein. Ein höherer Stuhl bzw. höhenverstellbarer Stuhl sollte für den Arbeitsplatz des Kindes bereitgestellt werden. Vergessen Sie bitte nicht, wenn Sie den Stuhl an einen normal hohen Tisch anpassen, Ihrem Kind einen passenden Fußschemel bereit zu stellen.

4.2.4 Der Tisch ist zu niedrig *(Abb. 4.10d)*

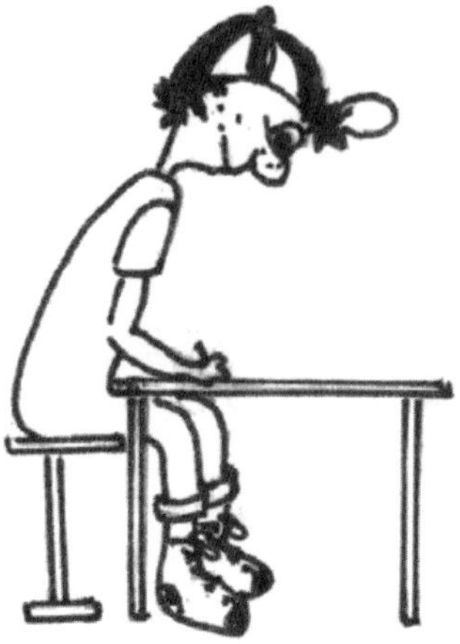

Abb. 4.10 d
Der zu niedrige Tisch begünstigt die krumme Körperhaltung

Um am Tisch arbeiten zu können, muss sich Ihr Kind mit dem Rumpf sehr tief nach unten beugen. Die Halswirbelsäule befindet sich dadurch in starker Beugung. Die Kopfgelenke nehmen ebenso eine extreme Beugestellung ein. Hier austretende Nerven und Gefäße, ansetzende Muskeln bzw. Sehnen werden in der Länge stark beansprucht. Die Muskulatur ermüdet in dieser schwierigen Körperstellung schneller als normal. So kann der typische Schulkopfschmerz (Gutmann, 1976) provoziert werden. Das Beibehalten einer aufrechten Körperhaltung wird für Ihr Kind unmöglich.

Problemlösung

Passend hohe Leisten oder Holzklötze unter den Tischbeinen gleichen die fehlende Tischhöhe aus. Gestalten Sie die Konstruktion so sicher und stabil, dass der Tisch beim Anlehnen des Rumpfes Ihres Kindes (Schreibhaltung) an die Tischplatte nicht herunterrutscht.

4.2.5 Die fehlende Tischplattenneigung

Die Folgen der fehlenden Tischplattenneigung entsprechen denen des zu niedrigen Tisches.

Problemlösung

Legen Sie auf der Tischplatte zwei Ordner nebeneinander. Um eine brauchbare Arbeitsfläche herzustellen, legen Sie auf die Ordner zusätzlich ein dünnes Holzbrett oder eine feste Schreibtischunterlage. Ein Sitzkeil, der auf der Tischplatte liegt, kann ebenfalls dazu dienen, die fehlende Neigung auszugleichen. Eine andere Lösung ist der Bau eines Schrägpultes. Hierzu finden Sie eine einfache Bastelanleitung im Kapitel 4.6.

Sicherlich waren Ihnen einige Gesichtspunkte der individuellen Sitzmöbelanpassung schon bekannt! Mit den Informationen dieses Kapitels und dem nächsten Schritt, der Umsetzung bei Ihnen zu Hause, schaffen Sie eine optimale Voraussetzung für Ihre Familie, die unumgänglichen „Sitzzeiten“ möglichst schonend für Wirbelsäule und Bewegungsapparat zu gestalten.

Tipp

Zuletzt noch ein Tipp, der es Ihnen erleichtern soll, Ihre theoretisch erworbenen Kenntnisse in die Praxis umzusetzen! Stellen Sie sich alle ständig benötigten Hilfsmittel (z.B. Hartschaumkissen und Fußschemel bei zu hohem Tisch) deutlich sichtbar, griff- und einsatzbereit an den Sitzplatz, an dem sie Ihr Kind benötigt. So können Sie Ihre guten Vorsätze leichter in die Tat umsetzen und Hinderungsgründe wie z.B. zusätzliche Wege und Zeitverlust minimieren.

4.3 Vorschläge für bandschifreundliche Sitzgelegenheiten und Tische

In diesem Kapitel werden Ihnen spezielle Möbel mit ihren Besonderheiten vorgestellt (die Bezugsadressen finden Sie im Anhang des Buches). Bitte, denken Sie daran: Nicht der Stuhl ist entscheidend, sondern die auf dem Stuhl eingenommene Körperhaltung sowie die Dynamik der Sitz- und Arbeitshaltungen. Ein herkömmlicher, individuell angepasster Stuhl, kann optimale Voraussetzungen zum Sitzen bieten (s. Kap. 4.2).

4.3.1 Arbeitsstuhl mit Kufen *(Abb. 4.11)*

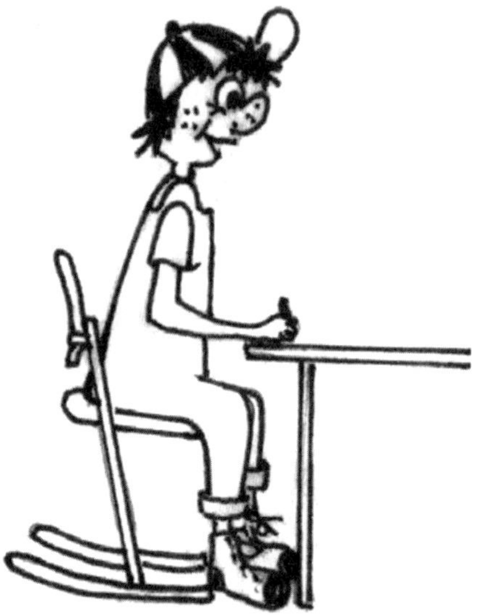

Abb. 4.11
Der Arbeitsstuhl mit Kufen fördert das dynamische Sitzen

Die geschwungenen Kufen unterstützen die eingenommene Sitzhaltung. Bei der Schreibhaltung wird durch die Neigung des Stuhls die Sitzfläche nach vorne abfallend eingestellt. Die Beckenkippung wird unterstützt und damit das bandschifreundliche Sitzen. Beim Anlehnen an den Stuhl neigt sich der Stuhl nach hinten, was eine bandschifreundliche, entlastende, so genannte Zuhörerhaltung ermöglicht. Die geschwungenen Kufen fordern ein besonders dynamisches Sitzverhalten. Die sanften Schaukelbewegungen kommen dem kindlichen Bewegungsdrang entgegen. Eine in der Höhe verstellbare Sitzfläche und

Rückenlehne lassen individuelle und variable Einstellung zu. Der Stuhl wächst mit und kann von verschiedenen Familienmitgliedern genutzt werden.

4.3.2 Schreibtischstuhl *(Abb. 4.12)*

Die Sitzfläche und Rückenlehne müssen höhenverstellbar sein. Die Sitzflächentiefe wird ebenfalls über die Rückenlehne variiert. Dazu muss die Rückenlehne in der Tiefe (vor und zurück) verstellbar sein. Die Sitzfläche, Form und Höhe der Rückenlehne müssen eine Unterstützung der natürlichen Wirbelsäulenschwingung im Lendenbereich bieten. Die Sitzfläche ist in jede Richtung drehbar. Fünf verriegelbare Räder geben dem Stuhl noch mehr Mobilität.

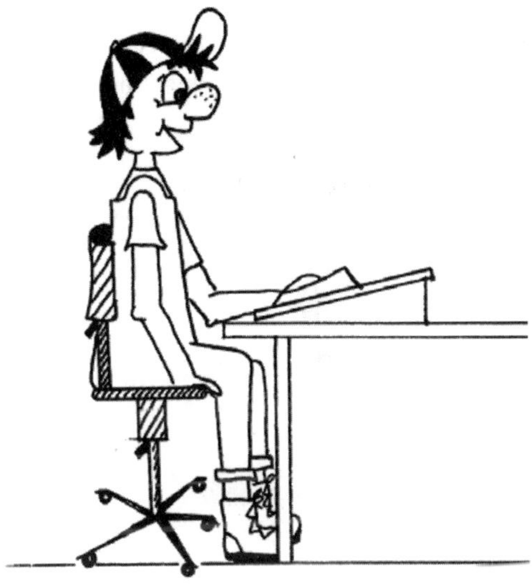

Abb. 4.12
Ein Schreibtischstuhl

4.3.3 Pendelhocker *(Abb. 4.13a)*

Beim Pendelhocker ist eine große Höhenverstellbarkeit möglich. Er kann sowohl zum Sitzen, als auch als Stehhilfe verwendet werden. Ein großer Aktionsradius ist auf dem Hocker möglich, da er in jede Richtung mit viel Bein- und Oberkörperaktivität drehbar ist. Er fördert und fordert dynamisches Sitzen. Der Pendelhocker bietet eine will-

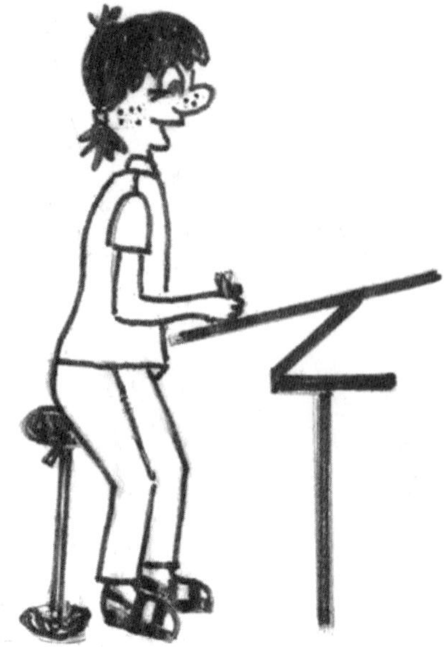

Abb. 4.13 a
Der Pendelhocker eine willkommene Abwechslung beim Sitzen

kommene Abwechslung zum festen Stuhl, soll aber nur für kurze Zeiteinheiten verwendet werden. Die fehlende Rückenlehne fordert eine ständige aktive Körperhaltung. Das Sitzen in Zuhörerhaltung, das der Rumpfmuskulatur eine Form der Entspannung bietet, ist praktisch nicht möglich.

4.3.4 Treppen-Stuhl *(Abb. 4.13b, c)*

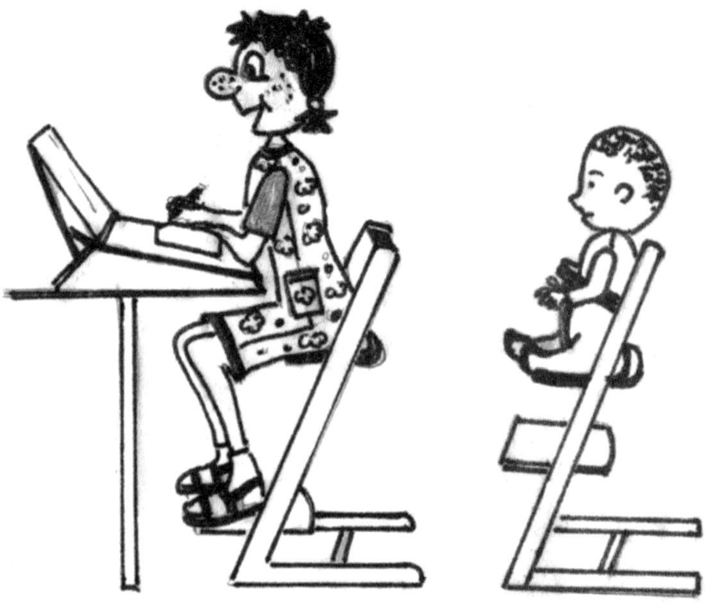

Abb. 4.13 b und 4.13 c
Der Treppenstuhl für große und kleine Kinder

Dieser Stuhl kann das Kind über einen langen Zeitraum begleiten. Vom ersten Lebensjahr bis ins Erwachsenenalter findet er Verwendung. Ergänzt mit Bügel und Sitzkissen dient er als Kinderstuhl. Später können ohne Bügel die Sitzfläche und Fußauflage unabhängig voneinander verstellt werden. Je nach Rumpflänge und Beinlänge werden die beiden Flächen unabhängig voneinander eingestellt.

4.3.5 Pezziball *(Abb. 4.14a, b)*

Der Pezziball unterstützt dynamisches Sitzen, muss aber ebenso wie ein Stuhl auf die Längenverhältnisse der Kinder angepasst werden. Hierzu stehen Bälle mit unterschiedlichem Durchmesser zur Verfügung. Ebenso kann die Höhe im kleinen Umfang durch die im Ball befindliche Luftmenge variiert werden. Die kleinen, rhythmischen und sanften Bewegungen, die der Ball beim Sitzen ermöglicht, kommen dem kindlichen Bewegungsdrang entgegen. Der Pezziball ist vielseitig einsetzbar: Er kann als Lehne beim Sitzen auf dem Boden dienen, als Spielgerät oder den Oberkörper bäuchlings oder rücklings auf den Ball abzulegen und die Beine am Boden abzustützen.

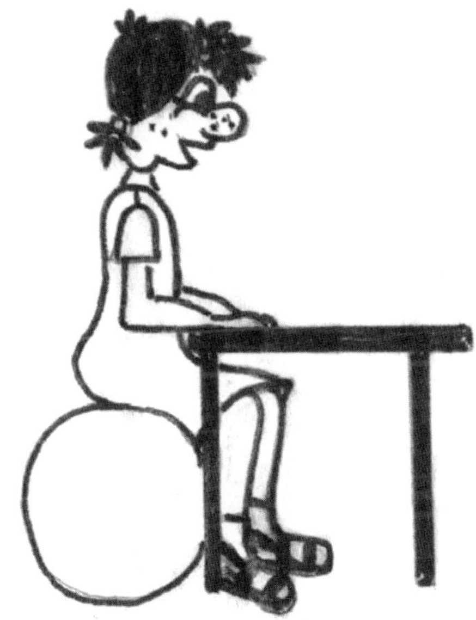

Abb. 4.14 a
Der Pezziball zum Sitzen am Tisch

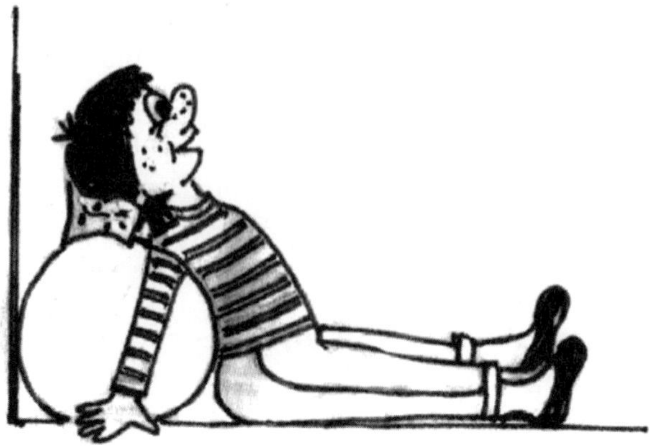

Abb. 4.14 b
Beim Sitzen auf dem Boden dient der Pezziball als Lehne

4.3.6 Schreibtisch *(Abb. 4.15)*

Die Arbeitsfläche des Tisches sollte höhenverstellbar und schräg einstellbar sein. So kann der Tisch immer wieder an die individuellen Längenverhältnisse des Kindes angepasst werden. Die Schrägstellung

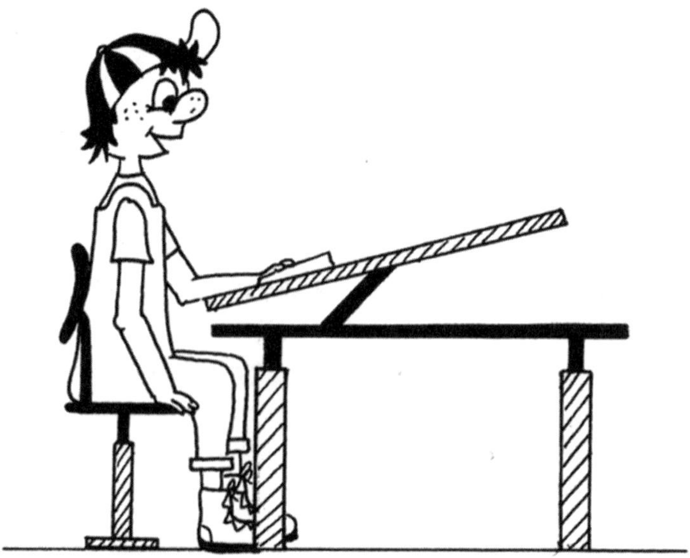

Abb. 4.15
Ein einfacher aber funktioneller Schreibtisch

der Arbeitsfläche erleichtert das Beibehalten der aufrechten bandschifreundlichen Körperhaltung. Für die geneigte Stellung der Arbeitsfläche ist es von Vorteil, wenn eine versenkbare Stiftleiste vorhanden ist. Auf die Beinfreiheit nach oben, seitlich und vorne sollte bei der Tischbeinkonstruktion geachtet werden.

4.3.7 Stehpult *(Abb. 4.16)*

Das Stehpult bietet eine zeitweise Alternative zum Arbeiten im Sitzen. Schreiben, Malen aber auch Lesen sind im Stehen möglich. Das Stehpult muss individuell an die Körpergröße des Kindes angepasst werden. Eine schräg einstellbare Arbeitsfläche unterstützt das Beibehalten der aufrechten bandschifreundlichen Arbeitshaltung im Stehen.

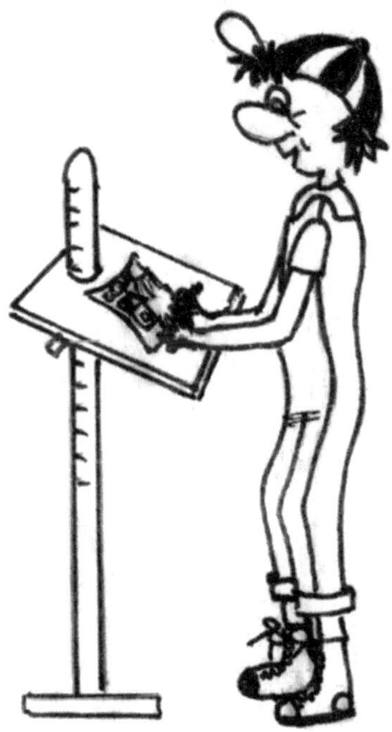

Abb. 4.16
Das Stehpult muss individuell an die Körpergröße angepasst werden

4.4 Hilfsmittel am und um den Schreibtisch

„So einfach geht das!"

Kommt Ihnen dieser Satz bekannt vor? Kleine Tricks und Kniffe machen im alltäglichen Leben ein Vorhaben oft leichter. Bei Ihrem Ziel, das Leben Ihrer Familie aktiver und bandschifreundlicher zu gestalten, ist das nicht anders. Verschiedene kleine Hilfsmittel und das gewisse „Know-how" geben Ihnen die Möglichkeit, z.B. einen ungünstig gebauten Stuhl oder Tisch an die Bedürfnisse Ihres Kindes anzupassen.
Ein Beispiel macht es deutlich: Ihr Kind hat die Angewohnheit, auf seinem Stuhl in der so genannten Zuhörerhaltung mit dem Becken nach vorne zu rutschen. Das Becken richtet sich dabei auf und leitet eine Beugung in der gesamten Wirbelsäule ein. Ihr Kind sitzt dann in einer krummen Körperhaltung. Häufig unterstützt eine glatte Sitzoberfläche diesen Vorgang. Durch das Auflegen einer Antirutschauflage auf die Sitzfläche des Stuhls wird das Vorrutschen des Beckens verhindert. Ihr Kind kann leichter und länger die aufrechte Körperhaltung beibehalten.

4.4.1 Popolift *(Abb. 4.17)*

Beschreibung

- Styroporautokissen, Hartschaumkissen.

Funktion

- Sitzfläche wird erhöht
- ermöglicht Kindern, auf Stühlen und Tischen für Erwachsene zu sitzen (Kompromisslösung z.B. für Restaurantbesuch, wenn die nötige Erhöhung für die Füße nicht vorhanden ist).

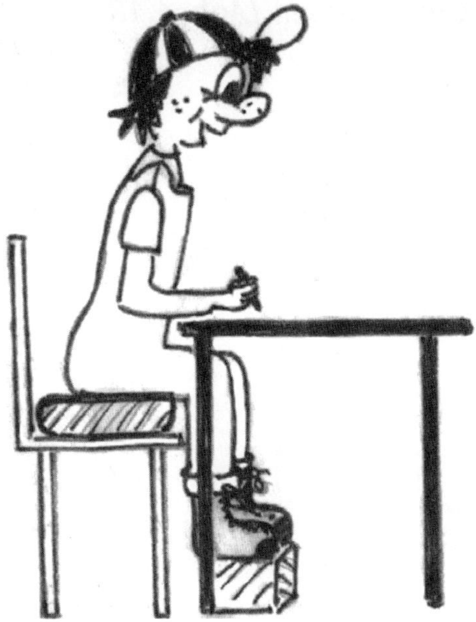

Abb. 4.17
Popolift

Eigenschaften

- Klein, leicht, geringe Kosten, einfach zu transportieren.

Beachte

Bei der Benutzung im häuslichen Umfeld sollten Sie eine Erhöhung (alte Telefonbücher, Fußschemel) für die Füße Ihres Kindes bereit stellen. Die Fußerhöhung sollte so hoch sein, dass Ihr Kind die ganze Fußsohle auf den Boden aufsetzen kann und trotzdem ein 90 Gradwinkel im Kniegelenk erhalten bleibt.

4.4.2 Lendenkissen *(Abb. 4.18)*

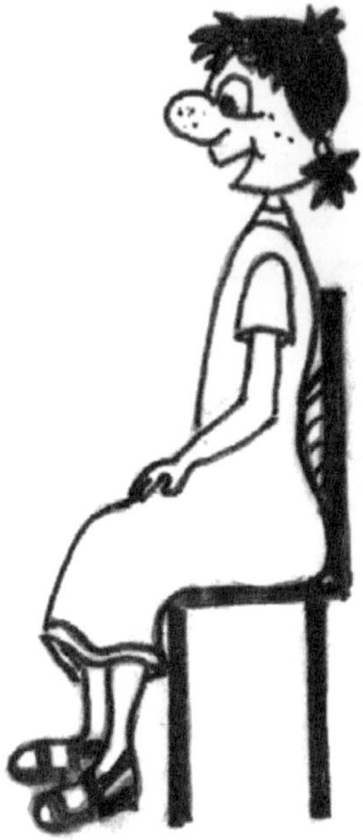

Abb. 4.18
Lendenkissen

Beschreibung

- Lendenkissen (geringe Höhe und Dicke), gefaltetes Handtuch oder Pullover.

Funktion

- unterstützt die anatomisch vorgegebene Schwingung der Lendenwirbelsäule
- ergonomisch ungünstig gestaltete Stühle (Lehne und Sitzfläche) lassen sich bandschifreundlich umgestalten.

Eigenschaften

- klein, leicht, einfach zu transportieren
- flexibel einsetzbar (im Auto, zu Hause, im Kino, in der Schule...).

Beachte

Wählen Sie das Lendenkissen bzw. das gefaltete Handtuch (Höhe und Dicke) nach der individuellen Schwingung der Lendenlordose Ihres Kindes aus.

4.4.3 Antirutschauflage für die Sitzfläche

Beschreibung

- Dünne Airexmatte im Format einer Sitzfläche.

Funktion

- Viele Sitzflächen besitzen eine glatte Oberfläche. Die Antirutschauflage verhindert, beim Sitzen mit dem Gesäß nach vorne wegzurutschen. Das bandschifreundliche Sitzen für Ihr Kind wird dadurch leichter.

Eigenschaften

- klein, leicht, einfach zu transportieren
- flexibel einsetzbar (in der Schule, zu Hause, im Kino, unterwegs).

4.4.4 Sitzkeil *(Abb. 4.19)*

Beschreibung

- flaches Kissen, gefaltetes Handtuch, *dünner* Sitzkeil.

Funktion

- Kissen/Keil wird auf dem Stuhl unter den Sitzbeinknochen positioniert. Dadurch wird die Beckenkippung Ihres Kindes durch die leichte Neigung der Sitzfläche nach vorne unterstützt.

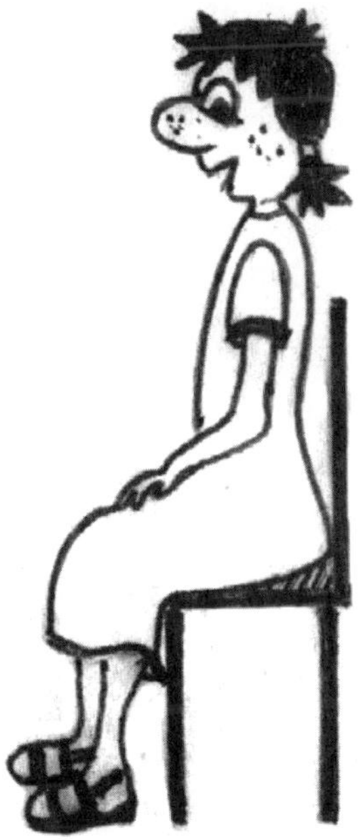

Abb. 4.19
Sitzkeil

Eigenschaften

- klein, leicht, einfach zu transportieren
- flexibel einsetzbar.

Beachte

Dieses Hilfsmittel unterstützt die bandschifreundliche Sitzhaltung nur in der Schreibhaltung oder beim Sitzen ohne Lehne. Wenn Ihr Kind die Lehne benutzen möchte, kann dieses Hilfsmittel nicht eingesetzt werden.

4.4.5 Pultaufsatz *(Abb. 4.20)*

Funktion

- Auf dem Pultaufsatz wird z.B. ein Buch zum Lesen abgelegt. Ihr Kind sitzt hierzu am Schreibtisch.
- Die Position des Buches verhindert eine starke Beugung in der Halswirbelsäule und insbesondere die Beugestellung in den Kopfgelenken.

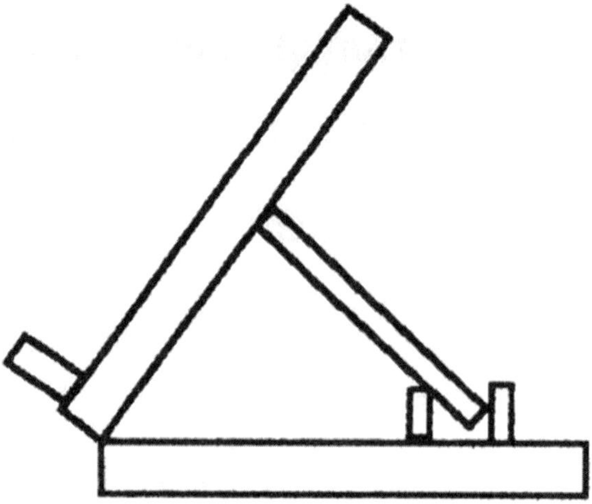

Abb. 4.20
Pultaufsatz

- Die bandschifreundliche Schreibhaltung kann von Ihrem Kind länger und einfacher beibehalten werden.

Eigenschaften

- Augen-Buch-Abstand kann individuell eingestellt werden
- flexibel einsetzbar: sitzend am Schreibtisch, in Bauchlage auf dem Boden
- Eigenbau möglich (Anleitung s. Kap. 4.6.1).

4.4.6 Schrägpult *(Abb. 4.21a, b)*

Funktion

- Das Schrägpult steht auf dem Tisch und ersetzt eine schräg einstellbare Tischplatte. Auf dem Schrägpult wird das Heft zum Schreiben abgelegt.
- Die nach vorne geneigte Arbeitsfläche erleichtert Ihrem Kind beim Schreiben und Lesen das Beibehalten der bandschifreundlichen Körperhaltung.

Eigenschaften:

- Neigungswinkel ca. 16 Grad
- Eigenbau möglich (Anleitung s. Kapitel 4.6.1)

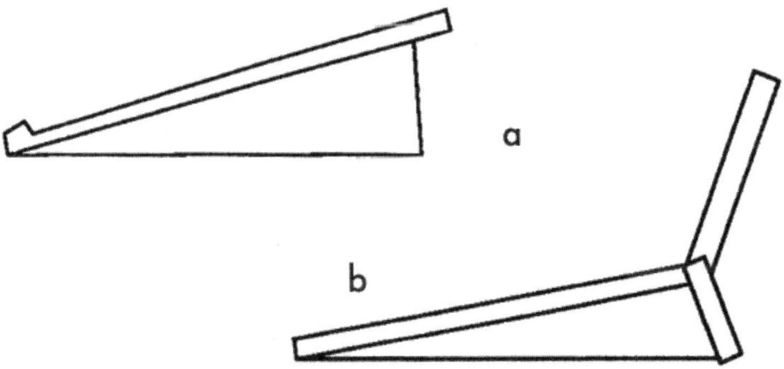

Abb. 4.21 a, b
Schrägpult

- An verschiedenen Tischen flexibel einsetzbar: am Schreibtisch, am Küchentisch, in der Schule
- ergänzt fehlende Tischplattenneigung mit geringem finanziellen Aufwand.

4.5 Auf welche Art kann Ihr Kind bandschifreundlich sitzen und spielen?

Was fällt Ihnen spontan ein, wenn Sie das Wort „Sitzen" hören?

dynamisches Sitzen = bandschifreundliches Sitzen

Viele assoziieren mit Sitzen zugleich einen Stuhl oder haben sofort das bekannte „Sitzen auf dem Stuhl" vor Augen. Um das Sitzen bandschifreundlich zu gestalten, ist abwechslungsreiches, dynamisches Sitzen wichtig. Diese Dynamik kann auf zwei Wegen erreicht werden:

Erstens kann in der dynamischen Sitzposition der Rumpf immer wieder in eine andere Stellung gebracht werden. Zuerst wird der Rücken an der Lehne nach hinten angelehnt, danach stützen sich die Unterarme auf den Oberschenkeln ab, der Rumpf wird nach vorne verlagert. Sie nutzen hierzu den Stuhl mit der Lehne zu Ihrer Frontseite. Zweitens ist ein Wechsel der Sitz- bzw. Arbeitsposition möglich. Zum Lesen oder Lernen kann die Bauchlage mit Unterarmstütz eingenommen werden. Schriftliche Aufgaben werden am Stehpult oder sitzend am Schreibtisch erledigt. Die Vokabeln können auch im Stehen oder beim langsamen rhythmischen Gehen im Zimmer erfolgreich gelernt werden.

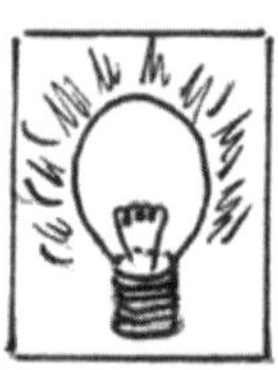

Sie wissen ja, dass rhythmisches Gehen, Wandern und Bergsteigen die Hirndurchblutung und die Entstehung von neuronalen Netzwerken steigern und somit die Lernfähigkeit fördern.

Körperhaltung und Lernfähigkeit stehen im engen Zusammenhang: Gerade bei Kindern, aber auch bei Erwachsenen, ist zu langes Stillsitzen sehr ungünstig für die Fähigkeit, sich zu sammeln und zu konzentrieren. Der kindliche Bewegungsdrang wird dabei zu lange unterbunden. Die Kinder werden unruhig. Die Konzentration auf den Lernstoff fällt schwer. Die Sauerstoffversorgung im Körper und auch im Gehirn wird reduziert.

Bewegen und Lernen ergänzen sich positiv

Das bewusste Unterbinden des natürlichen Bewegungsdrangs lässt die Muskulatur verkrampfen. Die Aufnahmefähigkeit des Kindes wird durch Unruhe und ungünstige Sauerstoffversorgung schlechter. Der aufgenommene Lernstoff kann folglich vom Gehirn weniger gut verarbeitet werden.
Kinder mit ausreichenden Bewegungsmöglichkeiten und einem Alltag mit wechselnden Konzentrations- und Bewegungsphasen

- arbeiten konzentrierter und effektiver
- sind aufnahmefähiger
- sind motivierter.

Neben dem Sitzen auf dem Stuhl können Sie Ihrem Kind viele Alternativen anbieten. Der angemessene Wechsel der Sitzposition bzw. Körperstellung kommt dem Bewegungsdrang der Kinder entgegen. Bedenken Sie aber, dass ein übertriebenes, wahlloses Wechseln der Arbeitspositionen die Fähigkeit zur Konzentration auch verringern kann. Nachfolgend finden Sie einige Beispiele.

Tipp

Apropos Dynamik im Sitzen! Probieren Sie am besten die vorgeschlagenen Sitz- und Spielhaltungen gleich aus. Viel Spaß dabei!

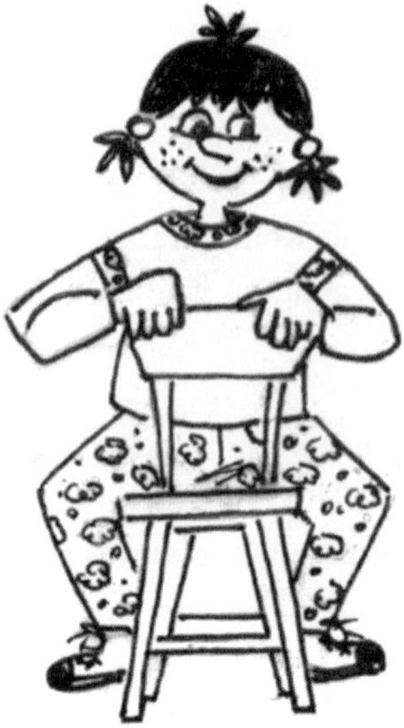

Abb. 4.22
Sitzen mit der Front abgestützt an der Lehne

▷ Sitzen mit der Front abgestützt an der Lehne *(Abb. 4.22)*

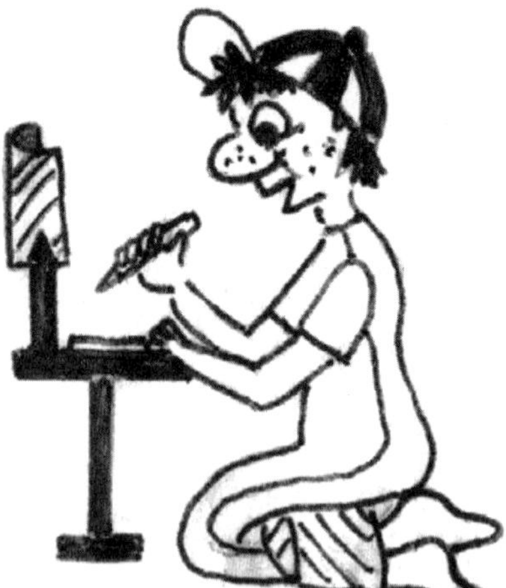

Abb. 4.23
Fersensitz

▷ Der Fersensitz ist eine bequeme Stellung zum Spielen und Arbeiten. Achten Sie darauf, dass Ihr Kind nicht im Zwischenfersensitz spielt. Fersensitz und Schneidersitz sind gute Alternativen zum Zwischenfersensitz *(Abb. 4.23)*.

▷ Der Pezziball dient als Alternative zum Stuhl für kurze Zeit *(Abb. 4.24)*. Der Pezziball kann variabel eingesetzt werden, z.B. Abstützen in Bauchlage oder auch als Lehne rücklings *(Abb. 4.25a, b)*.

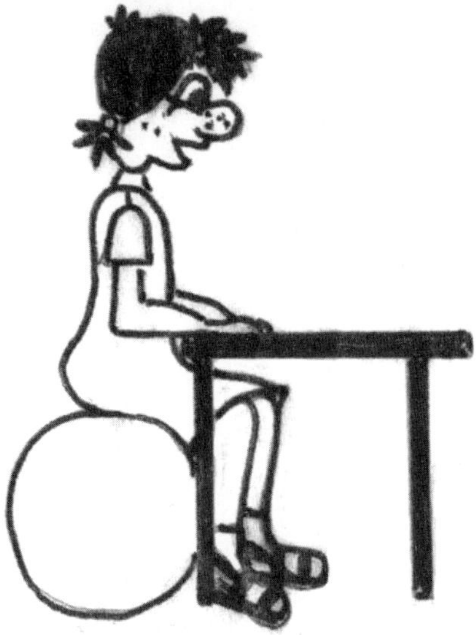

Abb. 4.24
Der Pezziball als labile Sitzmöglichkeit

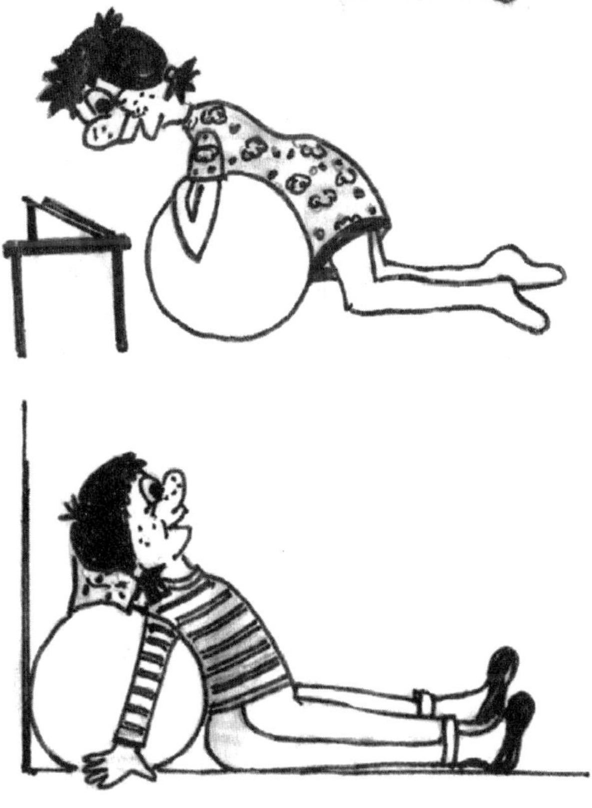

Abb. 4.25 a, b
Variable Einsatzmöglichkeiten des Pezziballs

- Die Bauchlage zum Lernen, Lesen oder für Brettspiele *(Abb. 4.26)*

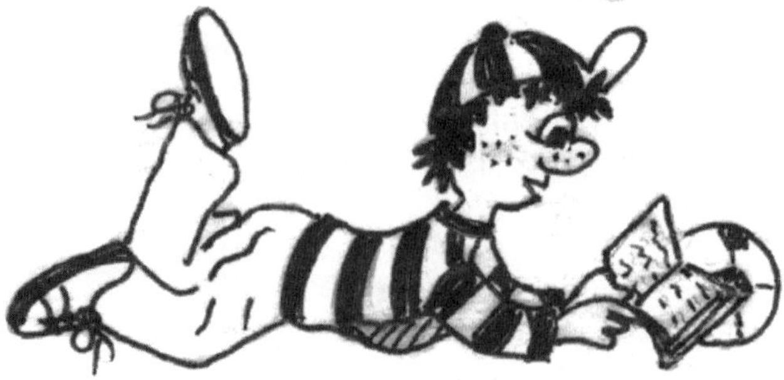

Abb. 4.26
Lesen und Lernen in Bauchlage

- Spielen auf allen Vieren *(Abb. 4.27)*

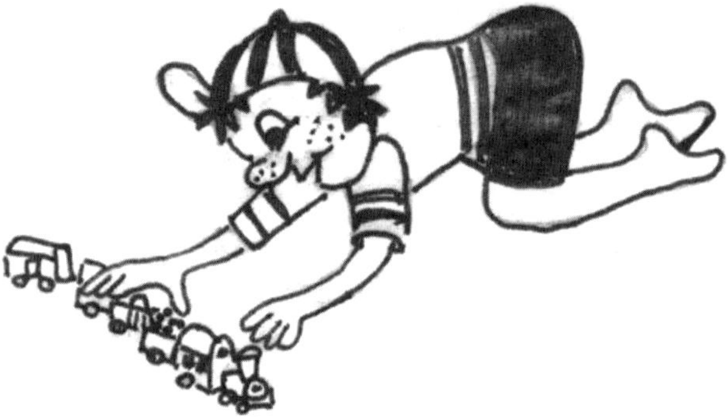

Abb. 4.27
Spielen auf allen Vieren

- Schriftliche Hausaufgaben am Stehpult erledigen *(Abb. 4.28).*

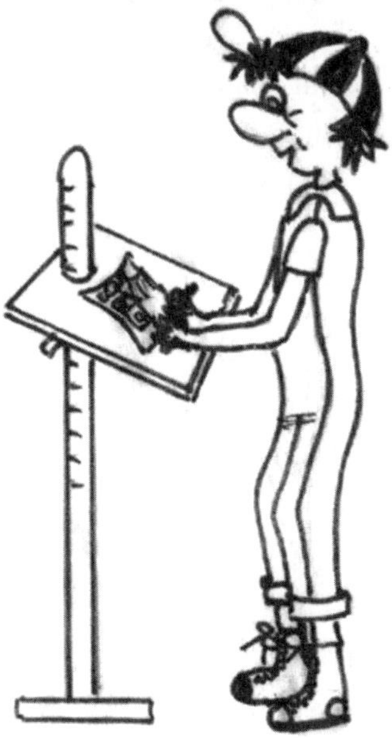

Abb. 4.28
Das Stehpult als Arbeitsplatz

Nachdem Sie Ihrem Kind die alternativen Körperhaltungen gezeigt haben, braucht es etwas Muße und Experimentierfreudigkeit.
Lassen Sie Ihrem Kind und sich Zeit, mit verschiedenen Körperhaltung zu experimentieren. Legen Sie Polstermaterial wie Kissen oder Decken bereit. In welcher Körperhaltung haben Sie bzw. Ihr Kind sich wohl gefühlt? Überlegen Sie sich, wann Sie und Ihr Kind diese alternative Körperhaltung benutzen können. Bauen Sie diese Sitzalternative bewusst in Ihren Alltag und in den Ihres Kindes ein. Hierzu legen Sie eine konkrete Situation fest z.B. zum Lesen und Vokabeln lernen die Bauchlage einnehmen.

4.6 Bastelideen für glückliche Bandschis®

Wie Sie in den vergangenen Kapiteln schon feststellen konnten, zielt dieses Buch nicht nur darauf, Ihnen einige spezielle, rückenkräftigende Übungen für Ihr Kind an die Hand zu geben. Der Eifer, diese Übungen durchzuführen, lässt schnell wieder nach. Die Übungen müssen aber regelmäßig und sehr häufig durchgeführt werden, um Wirkung zu zeigen. Hier gehen wir vom bestehenden Alltag der Familie bzw. des Kindes aus. Gestalten Sie den Alltag Ihres Kindes bzw. Ihrer gesamten Familie bewegungsreicher und Sitzzeiten bewusster. Sie werden staunen: Wenn Sie die bandschiefreundlichen Komponenten über den Tag verteilen, werden Sie nicht viel Zeit aufbringen müssen. Es können aber immer wieder positive Entwicklungs- und Bewegungsreize gesetzt werden.
Am wirkungsvollsten fördern Sie die Gesundheit Ihres Kindes, wenn Sie ihm Ihre Anliegen wie z.B. ausreichend Bewegung und „Die Geschichte der Bandschis“ in den unterschiedlichsten Erfahrungsbereichen nahe bringen.

Dieses Kapitel zeigt Ihnen, dass die Bandschis® nicht nur zum Bewegen und aufrechten Sitzen anregen. Auch im gestalterisch-kreativen Bereich sind Ihnen und Ihrem Kind keine Grenzen gesetzt, sich mit den Bandschis zu beschäftigen.

4.6.1 So schreinern Sie einen Pultaufsatz/ ein Schrägpult

Hilfsmittel wie z.B. ein Pultaufsatz oder ein Schrägpult können im Handel erworben werden (s. Kap. 4.4). Der Pultaufsatz oder das Schrägpult erhalten aber eine ganz besondere Bedeutung, wenn sie von Ihrem Kind selbst mit Hilfe eines Erwachsenen hergestellt werden.

Wagen Sie sich mit Ihrem Kind an das Gemeinschaftswerk! Sie benötigen hierzu keine Fachkenntnisse und nur einen geringen finanziellen Aufwand.

Im Folgenden finden Sie zwei Arbeitsanleitungen, die Ihnen und Ihrem Kind helfen können.

Bau eines Pultaufsatzes (Abb. 4.29)

Material

- zwei Sperrholzplatten (1 und 2) 30 × 40 cm (auch massives Holz kann verwendet werden)
- Holzlatten
  - a 1 Stück 50 × 2 cm
  - b 2 Stück 20 × 2 cm
  - c 1 Stück 50 × 2 cm
- 2 Scharniere
- 4 Holzstäbchen.

1. Arbeitsschritt

Die beiden Sperrholzplatten 1 und 2 mit den zwei Scharnieren verschrauben.

2. Arbeitsschritt

In einem Abstand von 6 und 10 cm vier Löcher (rechts und links gleich) an die Rückseite der Sperrholzplatte 1 anbohren. In die vier Löcher vier Holzstäbchen einleimen, die als Haltepflöcke für den Stützbügel dienen.

3. Arbeitsschritt

Auf der Sperrholzplatte 2 wird der Haltebügel angebracht. Hierzu die Holzleisten a, b1 und b2 zu einem Bügel verbinden und an die Sperrholzplatte 2 seitlich anschrauben.

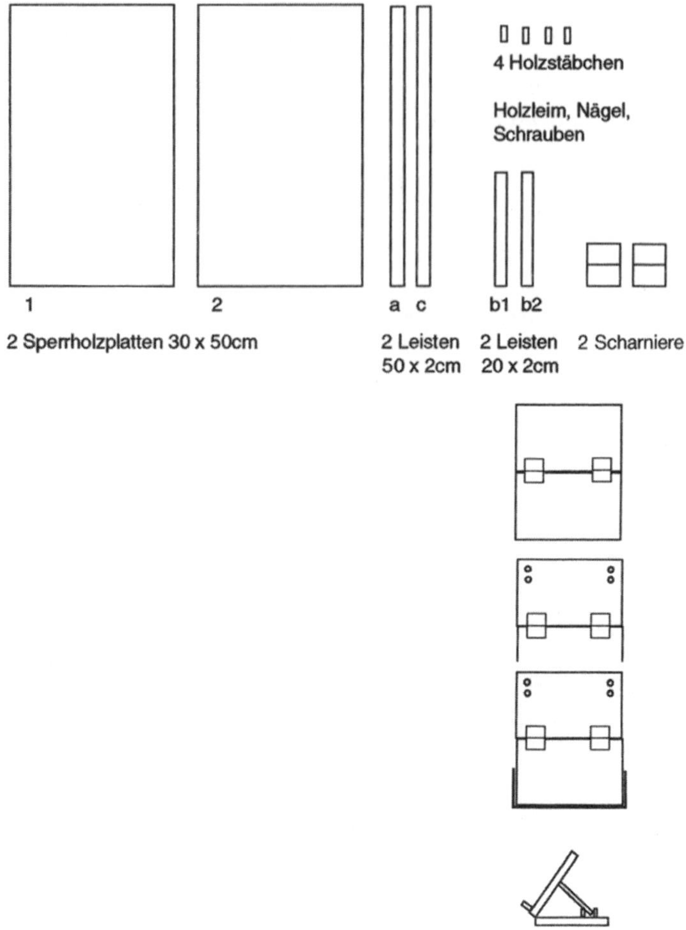

Abb. 4.29 Arbeitsanleitung für den Pultaufsatz

4. Arbeitsschritt

Die Leiste c als Halteleiste am unteren Rand der Sperrholzplatte anleimen und mit Nägeln sichern.

Bau eines Schrägpults (Abb. 4.30)

Material

- ▷ massives Brett mit glatter Oberfläche, Maß: 60 × 40 × 1,5 cm
- ▷ 2 Seitenkeile, Maß: 11 × 38 × 38 cm (Achtung: keine zu großen Abweichungen von diesen Angaben, da die Keile die Winkelstellung der Schreibfläche von ca. 16 Grad ergeben)
- ▷ 4 Verbindungswinkel (2,5 × 2,5 cm) mit passenden Holzschrauben
- ▷ dünne Holzleiste, Maß: 60 × 1 cm.

1. Arbeitsschritt

Die Holzteile mit Holzwachs einlassen (das Holz wird dadurch geschützt und ist pflegeleichter). Dann mit einem feinen Sandpapier die Flächen abziehen. Abschließend mit einem weichen Baumwolltuch kräftig abreiben.

2. Arbeitsschritt

Die Seitenkeile werden mit den Verbindungskeilen am Holzbrett mit den Holzschrauben angeschraubt. Sie werden vom äußeren Seitenrand ausgehend ca. 8 cm nach innen versetzt angeschraubt.

3. Arbeitsschritt

Am unteren Rand des Brettes die dünne Holzleiste anleimen und mit Nägeln sichern.

4. Arbeitsschritt

Um ein störendes Verschieben des Schrägpultes auf dem Schreibtisch zu verhindern, können Sie an den Seitenkeilen „Anti-Rutsch Noppen“ anbringen. Es können auch Lederstreifen auf den Schreibtisch gelegt werden.

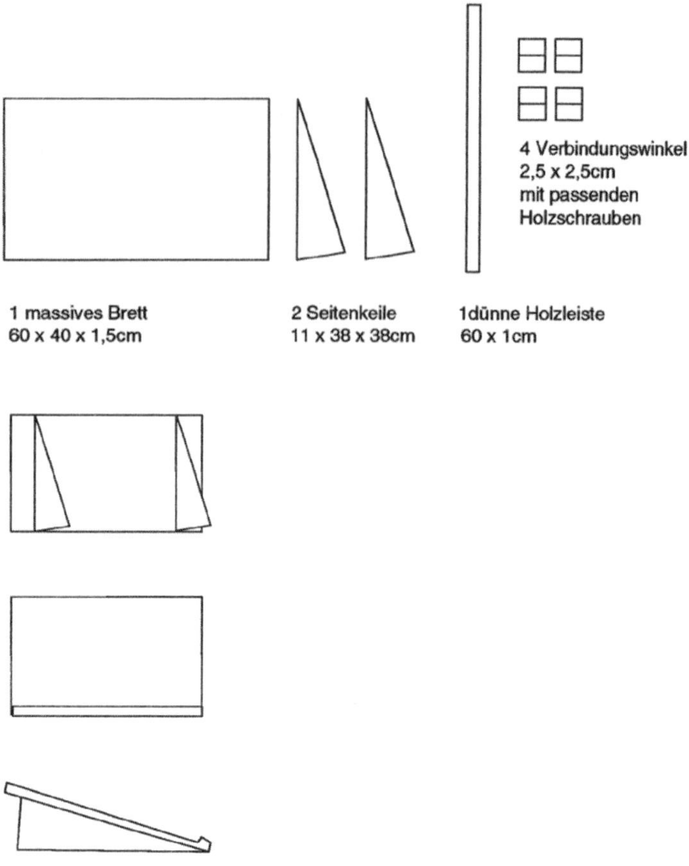

Abb. 4.30
Arbeitsanleitung für das Schrägpult

4.6.2 Bilder der Bandschis® zeichnen und malen

Welche Bilder entstehen bei Ihrem Kind aus der „Geschichte der Bandschis®"?

Eine spannende Frage, die sicher eine unendliche Anzahl von Phantasiegebilden und Kunstwerken entstehen lässt. Fangen Sie die Gedanken und Bilder, die bei Ihrem Kind durch die „Geschichte der Bandschis" entstehen, ein *(Abb. 31a, b).*

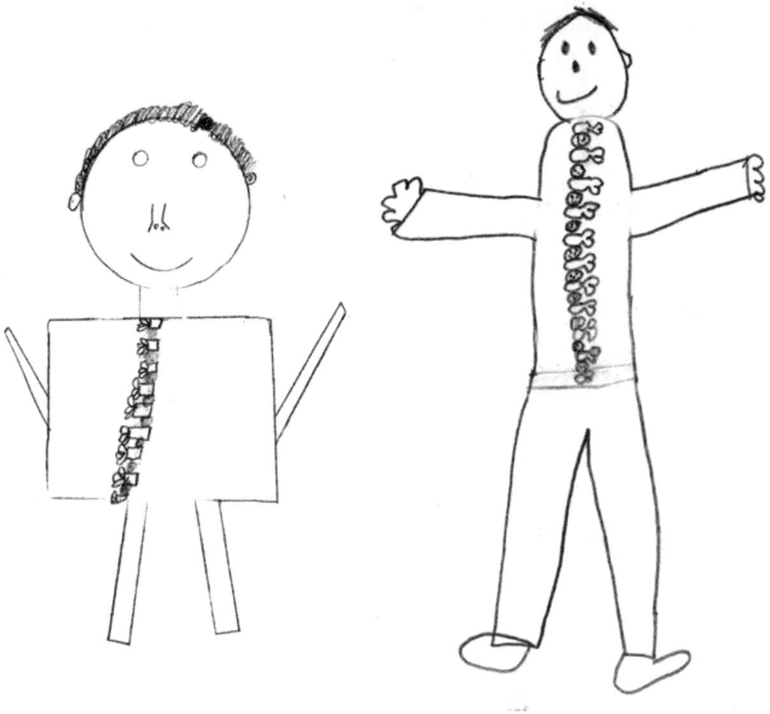

4.31 a, b
Die Bandschis® in ihrem Haus

Hierzu einige Ideen:

- Fordern Sie Ihr Kind auf, die Bandschis in ihrem Hochhaus zu malen.
- Fragen Sie Ihr Kind, wie es sich die Bandschis vorstellt.
  Stellen Sie dabei Fragen, die mit Wie, Wo, Wann, Was, Warum beginnen, um Ihr Kind zum Erzählen anzuregen.
- Erfinden Sie gemeinsam mit Ihrem Kind ein kleines Abenteuer der Bandschis.
  … An einem sonnigen Morgen kitzelte ein Sonnenstrahl Simon an der Nase. Er räkelte sich, streckte sich, um richtig wach zu werden. Mit dieser munteren Morgengymnastik waren auch schon seine Bandschis aufgewacht. Fröhlich fingen sie an, ihr Morgenlied zu pfeifen…

- ▷ Fragen Sie Ihr Kind im Laufe des Tages, wie es heute seinen Bandschis geht. Erzählen Sie ihm von der Befindlichkeit Ihrer Bandschis.
- ▷ Lassen Sie Ihr Kind sich selbst in verschiedenen Situationen des Alltags malen. Dabei sollen die Bandschis in ihrem Hochhaus sichtbar sein:
  Ihr Kind beim Klettern auf einen Baum, beim Roller fahren, beim Lesen, beim Hausaufgaben machen, beim Spielen.
- ▷ Malen Sie mit Straßenkreiden einen Riesen auf den Hof. Mit verschiedenen Naturmaterialien (z. B. Steine und Moos) können die Kinder das Bandschihochhaus und die Bandschis gestalten.

4.7 Den Alltag bewegt gestalten

„Bewegung in den Alltag bringen" – eine Forderung, die leicht gesagt ist. Aber wie?

Die Verpflichtungen, die Schule, Beruf, Freizeit und gesellschaftliches Leben an Eltern und Kinder stellen, füllen ohne Übertreibung schnell einen Tag aus. Das bewegungsreichere Leben darf keine zusätzliche Last für die Familienmitglieder darstellen. Sie finden deshalb keine Vorschläge für Übungen, die Sie gemeinsam mit Ihren Kindern durchführen könnten. Um dem dringenden Wunsch, „Bewegung in den Alltag bringen" näher zu kommen, sollen verschiedene Bereiche aus dem Alltag der Kindern mit mehr Bewegung verflochten werden. Der bewegungsreichere Alltag und die bewusste Gestaltung von Sitzzeiten erzeugt eine Bereicherung und eine höhere Lebensqualität durch mehr Wohlbefinden.

Wo verbringt Ihr Kind den Großteil seiner Freizeit?

Spiel- und Freizeitgestaltung von Kindern läuft immer mehr zu Hause und in festgelegten Sportstätten ab. Ein problemloses Nutzen von Hof, Garten oder Straße zum Spielen und Entdecken der unmittelbaren Umgebung ist vielen Kindern nicht möglich. Sportliche Aktivitäten, Spiele mit Bewegung kommen nur noch in speziell dafür vorgesehenen Zeiträumen und Bewegungsräumen wie Sportverein oder Spielplatz zu Stande. Die hier dargestellte eingeschränkte Möglichkeit der Kinder, ihr direktes Umfeld eigenständig und spontan zu erkunden, beschreiben Fachleute mit den Begriffen „Verhäuslichung" und „Verinselung" des Spielens.

„Verhäuslichung" und „Verinselung" des Spielens

In den einzelnen Wohngebieten sind sicher unterschiedliche Bedingungen vorzufinden. Allerdings sind gute Spielbedingungen auch keine Garantie für bewegungsreiches Freizeitverhalten. Der Effekt der Verhäuslichung und der Verinselung des Spielens bringt für die Kinder mit sich, dass sie wieder weniger Bewegungsmöglichkeiten haben.

Tipp

Um einen Lösungsweg aus den beschriebenen Situationen zu finden, sollten Sie sich als Eltern die Lebensweise Ihres Kindes genau ansehen!

Ist der Prozess der Verhäuslichung und Verinselung durch den Mangel an guten Spielbedingungen und die Lebensumstände der Familie entstanden, oder haben das Spielzeugangebot, falscher Ergeiz der Eltern und eine bewegungsarme Freizeitgestaltung der ganzen Familie diesen Prozess negativ unterstützt?

Spiel- und Bewegungsräume schaffen

Die Umgestaltung von Höfen, Grünanlagen, Straßen und anderen öffentlichen Flächen wäre ein Ansatzpunkt. Dieses Vorhaben in die Tat umzusetzen, übersteigt die Möglichkeiten des Einzelnen. Sie als betroffene Eltern können die Initiative ergreifen und zuständige Stellen wie Gemeinde- und Stadtverwaltungen und Hausverwaltungen auf diesen Notstand aufmerksam machen und evtl. gemeinsam Lösungswege finden und realisieren. Die Stadt Nürnberg hat diesem Missstand mit dem Plan „Spielen in der Stadt" vorbildlich Rechnung getragen: Zahlreiche Schulhöfe der Stadt wurden im Rahmen dieses Projekts zu Spielhöfen umgestaltet. Ebenso gestalteten Jugendliche im Projekt CAMP (Creative Aktion Melanchthon Platz) eine 900 m große Fläche um einen Bolzplatz herum nach ihren Wünschen und Bedürfnissen.

bewegungsreiche Freizeitgestaltung mit der Familie

Aber auch Kinder, die relativ gute Spielbedingungen haben, weisen oft ein sehr bewegungsarmes Spielverhalten auf. Warum? Sicherlich spielen verschiedene Faktoren eine Rolle. Sie als Eltern können zu einer positiven Bewegungsentwicklung beitragen, indem Sie gemeinsam mit Ihrem Kind Ihre Freizeit mit Bewegung aller Art verbringen. Sie müssen nichts Spektakuläres bieten, um mit Ihrem Kind Spaß an der Bewegung zu haben *(Abb. 4.32)*. Wie so oft liegt in der Einfachheit das Besondere. Für Ihr Kind sind Sie als Vater oder Mutter das Besondere, wenn Sie mit Spaß und Freude aktiv die Freizeit mit Ihrem Kind verbringen: Tollen, kitzeln und kuscheln Sie gemeinsam. Gehen Sie zusammen wandern oder unternehmen Sie Ausflüge mit

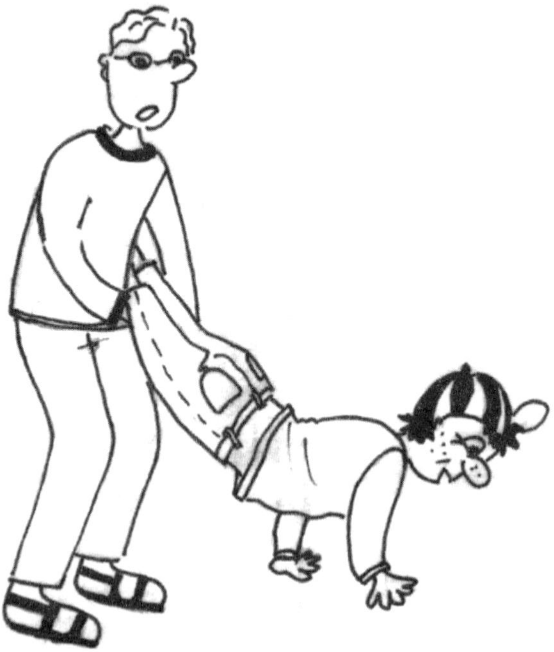

Abb. 4.32

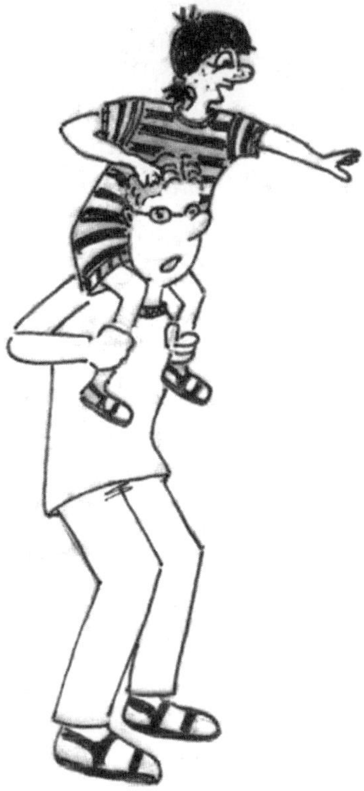

Abb. 4.33

dem Rad in Ihrer näheren Umgebung. Spielen Sie mit Ihrem Kind Ball, Federball, Frisbee oder andere beliebte Fang- bzw. Versteckspiele. Bringen Sie möglichst viele bewegungsauffordernde Spielmaterialien in den vorhandenen Garten oder Hof. Montieren Sie eine Schaukel, einen Basketballkorb oder eine Kletterstange. Markieren Sie ein Tor. Spielsachen wie Seile, Jonglierbälle, Kreiden, Fahrgeräte aber auch Freiräume in Haus und Garten fordern Bewegung heraus. Bevorzugen Sie Spielmaterial für Ihr Kind sowohl im Haus, als im Garten, das einen phantasievollen und kreativen Umgang zulässt und sich nicht darin erschöpft, dem Kind einen Knopf zum Drücken anzubieten. Meiden Sie lange Autofahrten, um zu Ihrem Ausgangspunkt zu kommen, sie sind Bewegungskiller *(Abb. 4.33)*.

Merke

Sie sollten besonders kritisch bei elektronischen Spielen sein!

Computerspiele sind bewegungsfeindlich

Haben Sie den Mut und kaufen Sie Ihrem Kind keinen Gameboy; legen Sie knapp bemessene Fernseh- bzw. Computerzeiten fest. Mit elektronischen Spielen und Fernsehen konsumiert Ihr Kind nur passiv. Bei fehlender Kontrolle kann es leicht in ausgedehnte, suchtartige

Sitzungen ausarten. Bieten Sie Ihrem Kind ein sinnvolles, ruhiges Alternativangebot zu elektronischen Medien: Lesen Sie bzw. schauen Sie gemeinsam Bücher an.
Sportlich ehrgeizige Eltern sind leicht versucht, Ihr Kind schon sehr früh auf eine Sportart zu spezialisieren. Diesen Kindern fehlt es nicht an Bewegung. Sie haben aber eine sehr schmale Palette der Bewegungserfahrung *(Abb. 4.34)*.

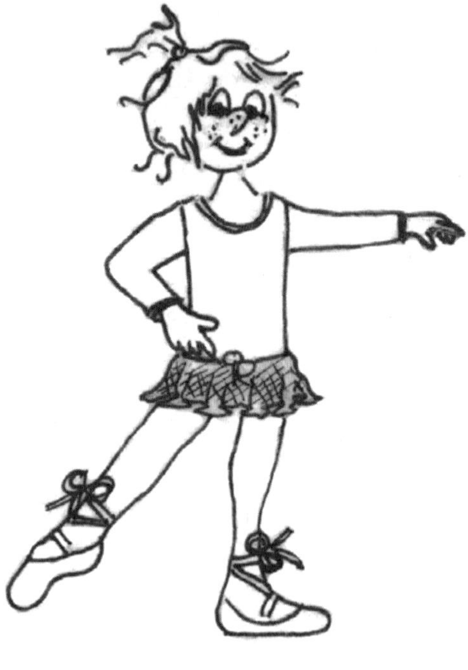

Abb. 4.34

Die breite Basis der Bewegungserfahrung ist wichtig

Kleine Kinder sollten die Möglichkeit haben, die Geschicklichkeit und Bewegungsfähigkeiten ihres Körpers durch viele verschiedene Spielmöglichkeiten zu trainieren. Nur so kann sich bei Ihrem Kind eine breite Basis der Bewegungserfahrung entwickeln. Je vielfältiger und ausgeprägter diese Basis ist, desto sicherer wird es später seine intellektuellen Möglichkeiten entfalten können.

Ermöglichen Sie Ihrem Kind Bewegung in den eigenen vier Wänden!

Die Forderung ist zum Teil durch beengte Wohnsituationen schwierig zu realisieren. Darüber hinaus ist sie schwer mit den Einrichtungsvorstellungen und Ordnungsbedürfnissen von Erwachsenen in Einklang zu bringen. Eine bekannte Pädagogin und Lobbyistin für kinder- und familienfreundliches Leben beschreibt ihren Wunsch mit folgenden Worten „Räumt die Stühle raus, lasst Bewegung rein“ (Zimmer, S. 75, 1995).

Wohnsituation zu Hause

Abgesehen von der Größe der Wohnung, die einer Familie zur Verfügung steht, haben Kinder mit folgendem Problem zu kämpfen: Die Nutzung der Räume wird immer spezialisierter. Das großzügige Wohnzimmer ist das Reich der Eltern. Dort ist Spielen unerwünscht. Eltern wünschen sich Ordnung und Ruhe in diesem Raum. Zum Spielen haben Kinder ein Kinderzimmer. Möbelstücke wie Bett, Schrank, Schreibtisch und Stuhl nehmen einen großen Raum vom wertvollen Platz im Kinderzimmer ein. Ein großes Angebot an Spielsachen besetzt den Rest des Platzes. Ordnungs- und Ruhebedürfnis der Eltern treffen in der gemeinsamen Wohnung mit dem Spiel- und Bewegungsbedürfnis der Kinder zusammen. Durch Einteilung der gemeinsamen Wohnung in verschiedene Betätigungsbereiche kann sowohl den Bedürfnissen der Erwachsenen als auch denen der Kinder Rechnung getragen werden. Hier ein Beispiel dazu: Um das Ordnungs- und Ruhebedürfnis der Eltern im Wohnzimmer zu erhalten, können Kinder das Wohnzimmer nutzen, um ruhige, bewegungsarme Brettspiele, Puzzle oder andere Konzentrationsspiele zu spielen. Eine Sitzhängematte im Wohnzimmer zum Lesen oder Faulenzen ist ebenfalls ein willkommenes, entspannendes und beruhigendes Bewegungserlebnis. Das Kinderzimmer bietet sich als Raum für Bewegung an. Reduzieren Sie Spielsachen und Möbel soweit wie möglich. Statten Sie das Zimmer mit altem Polstermaterial, Kissen, Bettlaken, Kriechtunnel, einer Rutsche (gehobeltes Brett an das Bett gelehnt), Brücken und Stegen (stabiles Brett auf zwei Hocker gelegt) aus (weitere Anregungen in „Schafft die Stühle ab“, Zimmer R., 1995). Eine wiederabnehmbare Reckstange kann in einem stabilen Türrahmen der Wohnung montiert werden. Vielleicht sind ein langer Flur oder ein festgelegter Bereich im Zimmer zum Hin- und Herlaufen oder Schlittern (auf glatten Bodenbelägen) zu benutzen.

Bedenken Sie bitte:

Umso ungünstigere Möglichkeiten Ihr Kind außerhalb der Wohnung vorfindet, seinem Bewegungsdrang Freiraum zu lassen, desto mehr Bewegungsmöglichkeiten braucht es innerhalb der Wohnung!

Wie oft steigen Sie in Ihr Auto, um Ihr Kind zu einer Verabredung oder einem Termin zu chauffieren?

Das Leben mit Kindern bringt viele kleine Wegstrecken mit sich. Kinder besuchen Freunde, den Musikunterricht, das Training im Sportverein. Der tägliche Weg in die Schule oder in den Kindergarten muss zurückgelegt werden. Aus Gründen der Zeitersparnis, der Bequemlichkeit aber auch aus Gewohnheit benutzen hierfür die Eltern mit ihren Kindern oft das Auto. So kommen Sie und Ihr Kind sicherlich schneller zu Ihrem Ziel. Bewegung wird gegen Passivität und Sitzen eingetauscht.

Gerade der Bewegungsablauf des Gehens oder Laufens unterstützt die Einnahme der aufrechten Körperhaltung intensiv. Viele kleine Eindrücke und Erlebnisse machen den Weg für Ihr Kind interessant. Wenn Ihr Kind noch zu klein oder zu unsicher ist, Strecken alleine zurückzulegen, begleiten Sie Ihr Kind, bis es sich alleine traut. So bietet sich auch Ihnen eine kurze Pause zum Ausgleich von der üblichen körperlichen Anstrengung des Alltags. Sie genießen sicherlich die willkommene Abwechslung und die Gelegenheit, sich mit Ihrem Kind ohne Ablenkung zu unterhalten *(Abb. 4.35, 4.36)*.

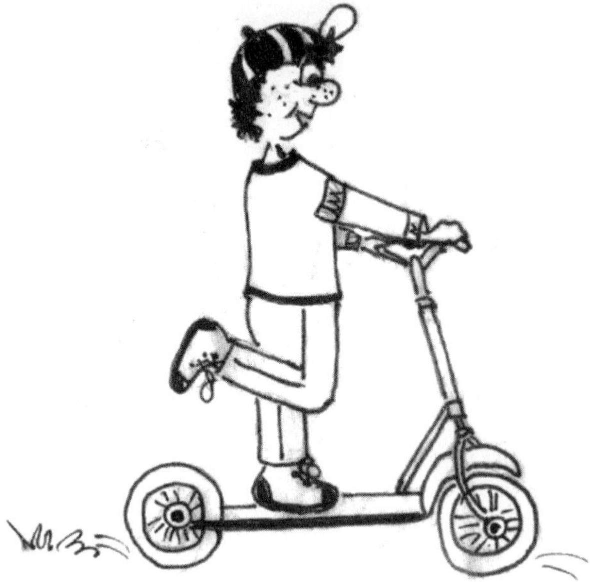

Abb. 4.35

Sie sehen, es bieten sich viele Gelegenheiten, Ihren Alltag bewegter zu gestalten. Es liegt in Ihren Händen

- ▷ für Ihr Kind Bewegung zu schaffen
- ▷ Ihre Familie intensiv zu erleben
- ▷ vielleicht die Gesellschaft zu bewegen
- ▷ die Gesundheit Ihres Kindes zu fördern.

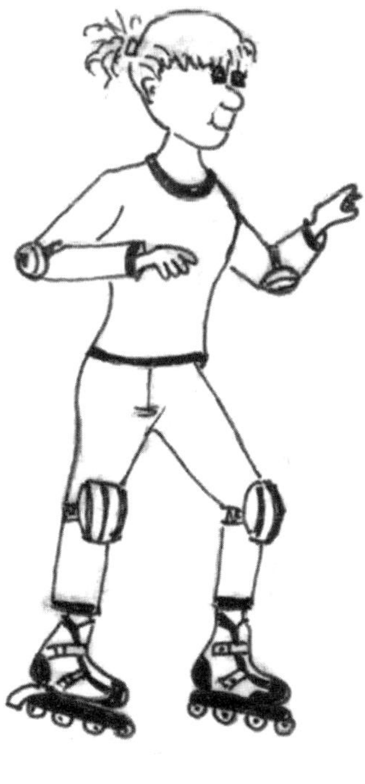

Abb. 4.36

5 Ein Konzept zur Prävention von Haltungs- und Bewegungsauffälligkeiten für Kinder im Vorschul- und Grundschulalter „Rückenschule für Kinder – ein Kinderspiel"

Sie als interessierte Eltern konnten in den vorangegangen Kapiteln erfahren, wie Sie durch Ihren Beitrag zu Hause die gesunde Entwicklung des Bewegungs- und Halteapparates Ihres Kindes fördern können. Nachdem die Kinder sehr bald einen großen Teil ihres Tages im Kindergarten bzw. in der Schule verbringen, ist es sinnvoll, in den Kindergärten und Schulen präventive Maßnahmen einzuführen.

Wo und Wie wird die Rückenschule für Kinder durchgeführt?

Mit dem Präventionskonzept „Rückenschule für Kinder – ein Kinderspiel" soll eine möglichst umfassende Förderung im Kindergarten und in der Schule erfolgen. Die „Rückenschule für Kinder – ein Kinderspiel" wurde speziell nach den Bedürfnissen von Kindern konzipiert und kann bei den Zielen, Inhalten und der Durchführung auf

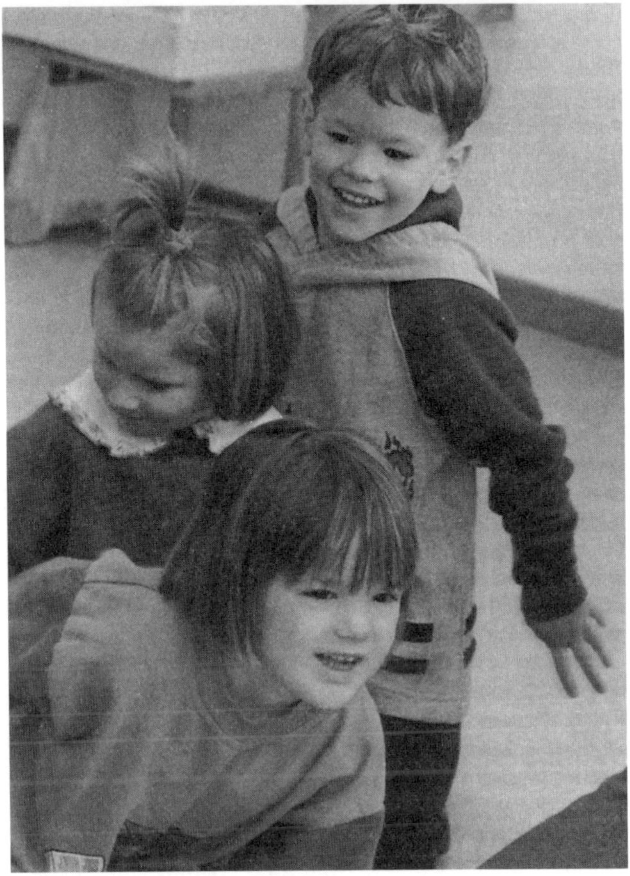

Abb. 5.1
Mit Spiel und Bewegung sind Kinder leicht für die Rückenschule zu begeistern

die jeweilige Altersgruppe (von 5 Jahren bis 10 Jahren) angepasst werden *(Abb. 5.1)*.

Bietet der Kindergarten, die Schule Ihres Kindes Präventionskurse im Bereich Bewegung an? Ergreifen Sie die Initiative und informieren Sie Erzieher, Lehrer, den Elternbeirat und andere Eltern über die Notwendigkeit der Vorbeugung und die Möglichkeiten der Prävention mit der „Rückenschule für Kinder – ein Kinderspiel“.

Das teilnehmeraktive Präventionskonzept „Rückenschule für Kinder – ein Kinderspiel“ wird mit folgenden Teilen im Kindergarten oder in der Schule durchgeführt:

1. Elternabend

Das Einbeziehen der Eltern ist eine wichtige Komponente. Die Notwendigkeit der Rückenschule und ihre Möglichkeiten als präventive Maßnahme in der Schule/im Kindergarten werden herausgestellt. Die Eltern werden über den Ablauf des Projekts informiert und erhalten praxisrelevante Anregungen.

2. Lehrer- bzw. Erzieherfortbildung

Es ist wünschenswert, die Inhalte der Rückenschule möglichst auf Dauer in den Kinderalltag zu integrieren. Dazu bieten sich neben dem Sportunterricht z.B. auch Mathematik, Heimat- und Sachkunde, Deutsch, Malen und Werken an, um Inhalte der Rückenschule fachübergreifend zu bearbeiten. Vorschläge hierzu werden vorgestellt. Da die Lehrer und Erzieher Vorbildfunktion in ihrem Bewegungsverhalten auf die Kinder ausüben, erfolgt eine praktische Bewegungsschulung.

3. Durchführung der Rückenschule im Kindergarten/Schule

Die Durchführung im Kindergarten oder Grundschule bietet sich an, da die Kinder dort einen Großteil ihres Alltages verbringen. Im Unterricht werden u.a. folgende Ziele verfolgt *(Abb. 5.2)*:

Ziele der „Rückenschule für Kinder - ein Kinderspiel“

- Reize zur Förderung der Entwicklung der Kinder setzen
- Das Bewusstsein für rückenfreundliches Bewegungsverhalten wecken
- Bewegung als eine Möglichkeit zur Steigerung der Lebensqualität kennenlernen
- Leistungsorientierung vermeiden
- Grundlagen der Anatomie und Physiologie vermitteln.

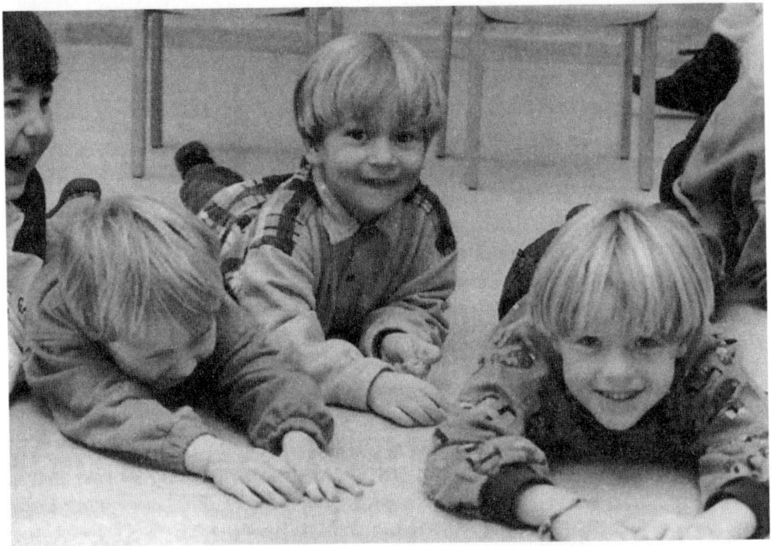

Abb. 5.2
Bewegung und Spiel bereiten den Kindern sichtlich Freude und stellen wesentliche Entwicklungsreize dar

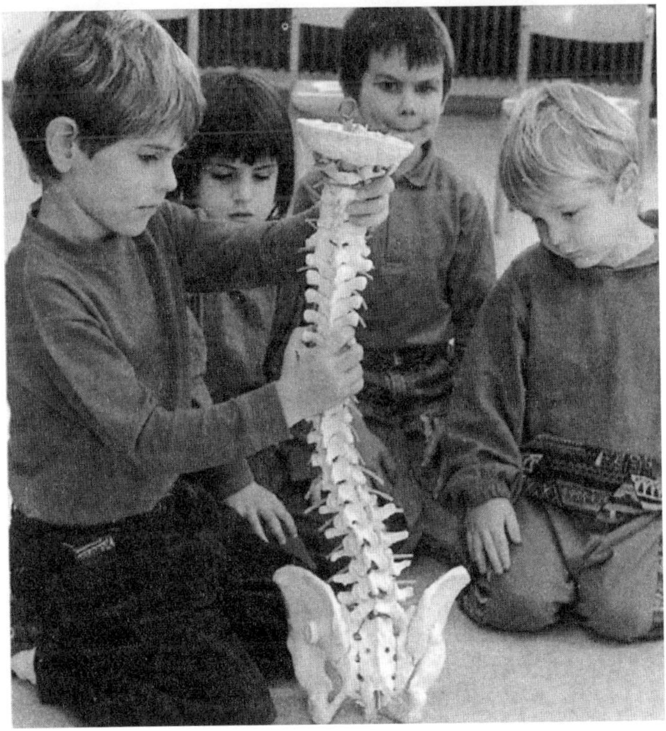

Abb. 5.3
Ein Wirbelsäulenmodell zum „Begreifen"

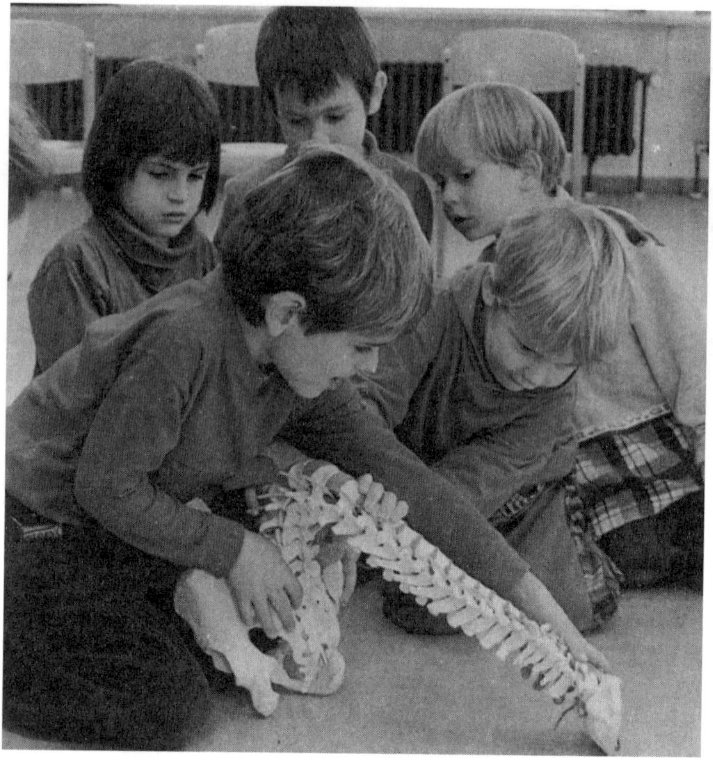

Abb. 5.4
Die Kinder lernen durch sehen und fühlen, wie die Wirbelsäule gestaltet ist

Im theoretischen Teil des Unterrichts werden, jeweils altersentsprechend, Kenntnisse über Funktion und Aufbau der Wirbelsäule vermittelt. Die Theorie wird in eine Geschichte verpackt und die Bandscheiben dabei als „Bandschis®" zum Leben erweckt *(Abb. 5.3, 5.4)*.

Der Schwerpunkt liegt auf dem praktischen Teil. Mit verschiedenen Hilfsmitteln werden die Kinder für rückenschonendes Bewegungsverhalten sensibilisiert. Bei bandschifreundlichen Übungen und Rollenspielen haben die Kinder die Gelegenheit, sich und ihren Körper zu erfahren.

4. Quiz zur Rückenschule

Zum Abschluss des Projekts haben die Kinder die Möglichkeit, an einem Quiz mit den Bandschis® teilzunehmen.

Kurse zur Prävention in Schulen, Kindergärten und als Kursreihe bieten Physiotherapeuten an. Weitere Informationen zur Durchführung der „Rückenschule für Kinder – ein Kinderspiel" oder zur Vermittlung eines Kursleiters können Sie über folgende Adressen erhalten:

Informationen und Adressen zur Durchführung

Deutscher Verband für Physiotherapie
Landesverband Bayern e.V.
Leibstraße 24
85540 Haar
Tel. 089 / 462323 -11

Sabine Kollmuß
Werdenfelserweg 18 a
93152 Nittendorf
Sabine.Kollmuss@gmx.de

Literatur

Ayres A. J.: Bausteine der kindlichen Entwicklung. Springer-Verlag, Berlin 1992

Berquet, K.-H.: Haltungsschäden durch falsch konstruiertes oder falsch angepasstes Schulgestühl. päd. praxis 34 (1986)

Berquet, K.-H.: Sitz- und Haltungsschäden – Auswahl und Anpassung der Schulmöbel, Thieme Verlag, Stuttgart, New York 1988

Brügger, A.: Die Erkrankungen des Bewegungsapparates und seines Nervensystems. Fischer Verlag, Stuttgart 1988

Buchner, Ch.: Kluge Kinder fallen nicht vom Himmel. Herder Verlag, Freiburg 1997

Buchner, Ch.: Brain-Gym & Co. kinderleicht ans Kind gebracht. VAK Verlag, Freiburg 1997

Gutmann, G., Wörz, R.: Entstehung und Vorbeugung von Schulkopfschmerzen. Fortschritt Medizin. 106 (1988) Nr. 24

Hannaford, C.: Bewegung - das Tor zum Leben. VAK Verlag, Kirchzarten bei Freiburg 2002

Kleine, W.: Entwöhnen wir unseren Kindern die Bewegung? Sportunterricht, 46 (1997) 11

Kollmuß S., Stotz S.: Rückenschule für Kinder – ein Kinderspiel. Pflaum-Verlag, München 2001

Lorani, A.: Prävention von Haltungsauffälligkeiten und Rückenbeschwerden bei Kindern. In: Orthopädie aktuell (2000), 138 Heft 5

Loose, A. C., Piekert, N., Diener, G.: Graphomotorisches Arbeitsbuch. Pflaum Verlag, München 1997

Stadt Nürnberg Auskünfte: Gartenbauamt, Objektplanung, Rudolf Zeevaert, 0911/231-46 45

Jugendamt Kinder, Spiel und Stadt, Karin Behrens-Pöschl, 0911/231-38 70. Amt für Wohnen und Stadterneuerung, Barbara Schatz, 0911/2331-521 57

Weineck, J.: Gesundheitsproblematik aus sportbiologischer Sicht. In: Baumann, H.; Haimerl, B.: Schulsport wozu? Aachen 1995

Zimmer, R.: Schafft die Stühle ab. Herder Verlag, Freiburg 1995

Zimmer, R.: Bewegte Kindheit. Schorndorf 1997

Bezugsadressen

Schrägpult
Ergo:design! GmbH
Belfortstr. 15
50668 Köln
www.ergo-design-gmbh.de

Jako-O GmbH
96475 Bad Rodach

Arbeitsstuhl mit Kufen
Moizi Möbel GmbH
Warburger Str. 37
33034 Brakel
www.moizi.de

Stokke GmbH
Ziegelstrasse 20-24
D-71063 Sindelfingen
www.stokke.com

Pendelhocker
Stokke s.o.

Moizi s.o.

Aeris-Impuls-Möbel GmbH & Co. KG
Ahrntaler Platz
85540 Haar bei München
www.swopper.de

Stehpult
Moizi s.o.

Office Plus
Postfach 15 20
78615 Rottweil
www.officeplus.de

arche massivholzmöbel natur & design GmbH
Berndorfer Str. 20
95349 Thurnau

Treppenstuhl
Stokke s.o.

Moizi s.o.

Schreibtischstuhl
Hag Central Europe GmbH
Koppelskamp 7
40489 Düsseldorf
www.hagas.de

Moll System- und Funktionsmöbel GmbH
Postfach 61
73344 Gruibingen
www.moll-system.de

Popolift, Pezzi-Ball, Lendenkissen, Keilkissen, Antirutschauflage etc.
in Sanitätsfachgeschäften

Pultaufsatz
Tischnotenständer sind im Musikalienfachhandel erhältlich.

Bücher für Eltern und Therapeuten

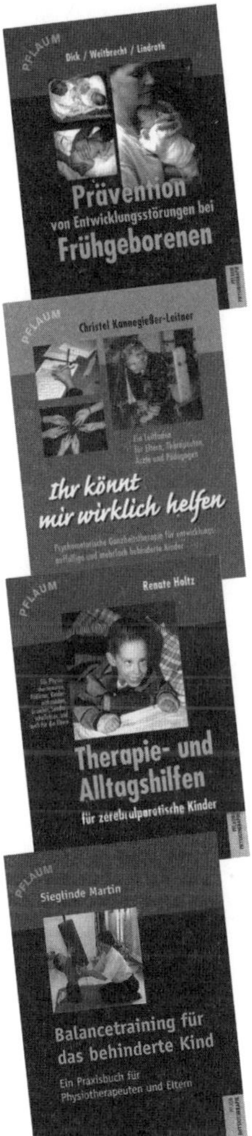

Anne Dick u.a.
Prävention von Entwicklungsstörungen Frühgeborener
136 S. mit 68 Abb., kart.,
ISBN 3-7905-0773-3

Christel Kannegießer-Leitner
Ihr könnt mir wirklich helfen
Psychomotorische Ganzheitstherapie für entwicklungsauffällige und mehrfach behinderte Kinder
176 S. mit 66 Abb., kart.,
ISBN 3-7905-0763-6

Renate Holtz
Therapie- und Alltagshilfen für zerebralparetische Kinder
282 S. mit 215 Abb., kart.,
ISBN 3-7905-0757-1

Sieglinde Martin
Balancetraining für das behinderte Kind
Ein Praxisbuch für Physiotherapeuten und Eltern
184 S. mit 124 Abb., kart.,
ISBN 3-7905-0869-1

Hans Rudolf Weiß
Ich habe Skoliose
Ein Ratgeber für Betroffene, Angehörige und Therapeuten
4., überarbeitete Auflage, 118 S. mit 42 Abb., kart.,
ISBN 3-7905-0906-X

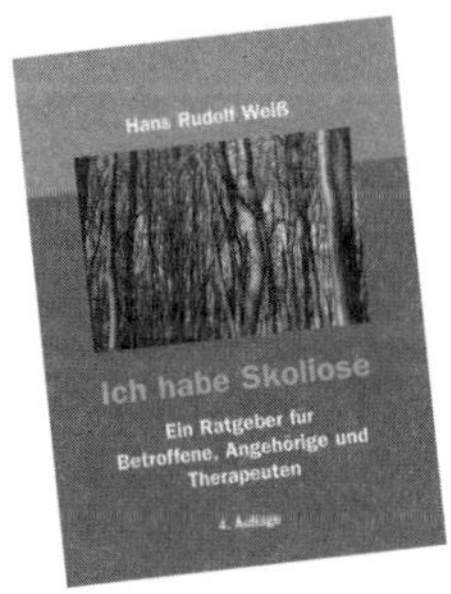

Versandkostenfreie Bestellung im Internet: www.ptnet.de

Richard Pflaum Verlag GmbH & Co. KG
Lazarettstr. 4, 80636 München, Tel. 089/12607-0, Fax 089/12607-333
http://www.pflaum.de, e-mail: kundenservice@pflaum.de